Natural y seguro

Planificación familiar natural con Sensiplan.
La guía práctica.

Puede consultar nuestro catálogo en www.obstare.com

NATURAL Y SEGURO
Grupo de trabajo PFN

Título original: *Natürlich und Sicher*

1.ª edición: noviembre de 2023

Traducción: *Woncke Brauns*
Corrección: *Elena Morilla*
Fotografías interior: Grupo de trabajo PFN (págs 42, 43);
Jens van Zoest, Wuppertal (págs. 6, 7, 18, 36, 66, 94)
Ilustraciones: *Christine Lackner Ittlingen*
(págs. 21, 22, 23, 25, 27, 28, 29, 59, 60, 61, 88, 101)

©2021, Editorial TRIAS en Georg Thieme Verlag KG
Rüdigerstraße 14, 70469 Stuttgart, Alemania
www.trias-verlag.de
© 20.ª Edición, 2018 Editorial TRIAS Verlag en
Georg Thieme Verlag KG Rüdigerstraße 14, 70469 Stuttgart, Alemania
©17.ª–19.ª edición, 2005, 2011, 2015 Editorial TRIAS Verlag
in MVS Editorial Médica, GmbH & Co KG, Stuttgart, Alemania
© 1.ª–16.ª Edición, Lübbe Verlagsgruppe GmbH & Co.

© 2023, Editorial OB STARE, S.L.U.
(Reservados los derechos para la presente edición)

Edita: OB STARE, S.L.U.
www.obstare.com | obstare@obstare.com

ISBN: 978-84-18956-23-2
DL B 19787-2023

Impreso en Gràfiques Martí Berrio, S.L.
c/ Llobateres, 16-18, Tallers 7 - Nau 10. Polígono Industrial Santiga.
08210 - Barberà del Vallès - Barcelona

Printed in Spain

Grupo de trabajo PFN

Natural y seguro

Planificación familiar natural con Sensiplan®.
La guía práctica.

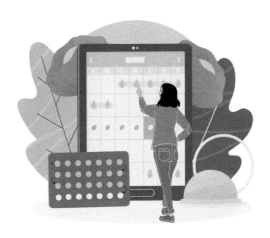

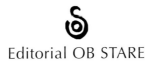

Editorial OB STARE

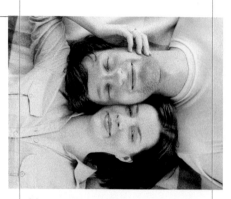

Nuestro cuerpo

¿Conoces tu cuerpo, sus signos y los procesos de fertilidad? Aprende a comunicarte con él y confiar en sus señales. El uso de métodos naturales se basa en este conocimiento.

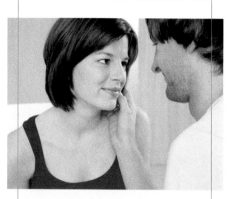

Interpretar los signos corporales

Los cambios cíclicos del moco cervical, la temperatura corporal basal y otros signos corporales te proporcionan amplia información sobre tu cuerpo y tu fertilidad individual ayudándote en tu planificación familiar.

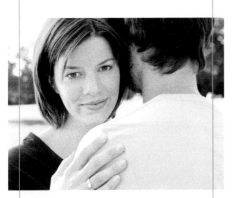

El método Sensiplan®

Sensiplan es un método sintotérmico. El inicio y el final de la fase fértil están determinados por la combinación de varios signos corporales que se confirman mutuamente mediante un doble control. Eso es lo que hace que Sensiplan sea tan seguro.

ESPECIAL

Prólogo de la nueva edición

La planificación familiar natural (PFN) está en boga. En los últimos años se han desarrollado mundialmente numerosas avances y novedades. Inevitablemente, estos cambios van de la mano de una cierta falta de visibilidad en términos de calidad, practicabilidad y, sobre todo, seguridad. Esto dificulta, tanto para el médico como pare el usuario, el tener una visión de conjunto y encontrar el método más apropiado.

Para poder distinguirlo y diferenciarlo de otros métodos naturales, el método descrito en este libro del grupo de trabajo PFN tiene ahora un nombre: Sensiplan®. Este nombre está mundialmente protegido.

Numerosos estudios científicos bajo la responsabilidad de la Universidad de Heidelberg certifican que la seguridad de este método supera el 99 por ciento. Esto convierte a Sensiplan en uno de los métodos más eficaces. Además, es eficaz en las diferentes etapas de la vida. Se puede realizar esta afirmación sobre la seguridad de Sensiplan, gracias, entre otros, al trabajo de los asesores y consultores de Sensiplan en todo el territorio federal de Alemania y a las mujeres y parejas que lo aplicaron. En los últimos 40 años, se han puesto más de 40 000 registros de ciclos a disposición del centro de estudios del PFN.

Gracias a estos estudios científicos se han podido obtener nuevos hallazgos sobre el proceso del ciclo tras la interrupción del tratamiento con anticonceptivos hormonales, durante el período de lactancia y durante la menopausia. Además, se han desarrollado los conocimientos necesarios para el uso de Sensiplan y para aportar detalles relevantes para la vida cotidiana. En los últimos años, también se ha extendido el uso de Sensiplan entre quienes desean tener hijos. No son pocos los médicos que utilizan hoy con éxito la autoobservación de la fertilidad para realizar un seguimiento del ciclo para ayudar a las parejas en su deseo de tener hijos.

Este libro recopila los conocimientos adquiridos sobre Sensiplan y los pone a disposición de las mujeres y parejas interesadas.

Nuestro especial agradecimiento va para el acreditado equipo de autores y médicos Siegfried Baur, Petra Frank Herrmann, Elisabeth Raith-Paula y Ursula Sottong, responsables de aportar y elaborar los conocimientos médicos fundamentales y subyacentes en la metodología de manera comprensible para la gente común y así facilitarnos la posibilidad de utilizar Sensiplan con seguridad.

El editor:
Grupo de trabajo Malteser PFN
Colonia, primavera de 2021

Prólogo de la primera edición

Este libro quiere informar sobre la planificación familiar natural (PFN). Para muchas parejas, la PFN es un método de control de la concepción que puede solucionar algunos problemas mejor que otros métodos conocidos.

El Ministerio Federal de Juventud, Familia, Mujer y Salud de Alemania promueve un proyecto piloto con el objetivo de revisar científicamente el método natural de regulación de concepción y la elaboración de material para su difusión. Los resultados de esta investigación estarán disponibles en un año aproximadamente.

Los autores de este libro son las doctoras Petra Frank, Elisabeth Raith-Paula, Jutta Sadlik y Ursula Sottong, y los pedagogos Astrid Both, Brigitte Hrabé Lorenz, Günter Lorenz y Notker Klann, diplomado en Psicología. Astrid Both se encargó de la redacción. La exactitud de los contenidos presentados viene garantizada por los siguientes expertos:

Doctor en Medicina Siegfried Baur, médico jefe de la primera universidad clínica de mujeres de Múnich.

Profesor doctor en Medicina Gerhard Döring, ginecólogo, Universidad de Múnich.

Profesor doctor Xaver Fiederle, Universidad de Educación de Friburgo (especialidad: didáctica/metodología).

Profesor doctor en Medicina Günter Freundl, médico jefe del servicio de ginecología del Hospital Municipal de Düsseldorf-Benrath, docente privado.

Doctor Kurt Hahlweg, psicólogo del Instituto Max Planck para psiquiatría de Múnich (especialidad: investigación en relaciones de pareja).

Los autores y el editor recibieron asesoramiento gráfico y la colaboración de Heidi Anzenhofer, diseñadora diplomada (escuela técnica superior), Hans Heitmann, diseñador diplomado (escuela técnica superior), y Ludger Elfgen.

Un agradecimiento especial a los siguientes médicos: Anna Flynn, Claude Lanctôt y Josef Rötzer. Han compartido sus consejos de expertos y sus muchos años de experiencia en el campo de la PFN con los autores.

Gracias también a: Ulrike Ballhausen, Augustinus Henckel-Donnersmarck, Manfred Herold, Franz Herzog, Vinzenz Platz, Ludwig Schöller y Anton Schütz por su apoyo y el trabajo. Un especial agradecimiento a los multiplicadores de la planificación familiar natural (asesores de la PFN), sin cuya colaboración no habría sido posible la elaboración de la nueva versión del manuscrito, así como Brigitte Aßhauer, Silvia Heil y Felicitas Weich, que con admirable paciencia han escrito todos los manuscritos hasta la finalización de este libro.

Se espera que este libro contribuya a mejorar el nivel de conocimiento de los métodos naturales de concepción y que dé un impulso a las personas interesadas para investigar y experimentar más con esta forma de planificación familiar.

Los autores
Bonn, febrero de 1987

Planificación familiar natural

En las últimas décadas, la medicina clásica también se ha abierto a muchos métodos curativos naturales y alternativos y ha adaptado su gama de servicios a la conciencia sobre la salud recién despertada entre la población. Además de confiar en los poderes curativos de la naturaleza, dan más importancia a la percepción intensiva de las señales corporales y a la escucha del propio cuerpo.

Las mujeres, en particular, se interesan por las ofertas alternativas. Esto puede ser debido al hecho de que constantemente experimentan en su cuerpo la vivencia de los procesos cíclicos naturales de la mujer como la menstruación, el embarazo y el parto y, por tanto, buscan formas de vivir en armonía consigo mismas y con su cuerpo. Pero, poco a poco, también los hombres se abren hacia una nueva comprensión de su cuerpo y sus recursos naturales y quieren más información sobre sus distintas posibilidades.

Así que es comprensible que cada vez más mujeres y hombres busquen un método anticonceptivo que sea sano, seguro y natural y que les permita planear conscientemente su fertilidad. Esto se refiere tanto a la posibilidad de evitar un embarazo de forma segura como a la de hacer realidad el deseo de tener hijos. Además, poco a poco, se consolida la conciencia de que la igualdad no empieza en el la gestión de las tareas de casa, sino que se determina ya en el diseño de la sexualidad y de la pareja. En este caso, la planificación familiar natural abre un campo que permite a mujeres y hombres comprender su fertilidad, darle forma conscientemente y, sobre todo, responsabilizarse juntos de ella.

Ocuparse de la planificación familiar natural conduce naturalmente a un conocimiento sólido de las estructuras biológicas y los procesos fisiológicos en el cuerpo humano, a una comprensión más profunda de las diversas influencias y posibilidades de perturbación, y a la apertura necesaria para dar a la naturaleza el espacio que necesita y apoyarla de forma sostenible a través de la propia forma de vida. Tal vez sea precisamente esta mezcla de participación en la naturaleza y aumento de los conocimientos, unida a la oportunidad de aprender más sobre tu propia fertilidad en términos concretos y de experimentar en tu propio cuerpo, lo que también ha despertado tu interés por la planificación familiar natural.

SABER

Planificación familiar natural (PFN)

- Abre los ojos, los oídos y todos los sentidos para conocer el propio cuerpo y hace que las mujeres se familiaricen con el lenguaje silencioso de su cuerpo.
- Permite comprender mejor el propio ciclo y ofrece información adicional útil en caso de alteraciones. De este modo se corrigen posibles informaciones falsas y se relativizan aspectos evitables de las enfermedades.
- Abre una nueva conciencia para la fertilidad (*fertility awareness*) y conecta la experiencia de la fertilidad con las diferentes situaciones de la vida de manera natural. Esto hace que la PFN también resulte atractiva para las jóvenes y las mujeres que no tienen pareja.
- Ayuda a las mujeres y sus parejas a realizar su deseo de tener hijos: a través de la observación de los signos de fertilidad se reconoce la fase altamente fértil.
- Ofrece indicaciones útiles para el diagnóstico, si el deseo de tener hijos no puede realizarse inmediatamente.
- Permite evitar de forma segura un embarazo.

Pero tal vez sea el «valor añadido» que se adquiere con los conocimientos necesarios para su aplicación lo que te hace entusiasmarte con la planificación familiar Sensiplan.

Ser conscientemente fértil

La PFN es un método que se basa en la observación de los cambios físicos a lo largo del ciclo y te permite determinar los días fértiles e infértiles. De esta forma podrás saber cuándo una relación sexual puede provocar un embarazo y cuándo no, y actuar en consecuencia.

Los signos corporales más importantes en los que se basa el método Sensiplan presentado en este libro son los cambios en el moco cervical (sinto-) y el cambio en la temperatura corporal (-térmico). Por eso también se denomina método sinto-térmico.

Al principio, para muchas mujeres que empiezan a observar los cambios físicos que se producen cíclicamente parece difícil imaginar que realmente puedan ser capaces de determinar con precisión su propia fertilidad basándose en los signos corporales y, por así decirlo, de aprender su lenguaje corporal. Pero ¿por qué no?

Muchas señales corporales como el hambre, la sed o la fatiga son sensaciones que percibimos todos los días como algo obvio. Debido a que son necesidades vitales, tienen tal intensidad que no se nos pasan desapercibidas y requieren una reacción.

Otras señales no nos resultan tan evidentes si no hemos aprendido a prestarles atención. Un ejemplo de ellas son los cambios periódicos en el cuerpo de la mujer. Dado que estas señales son tan silenciosas, muchas mujeres ni las registran ni asocian su significado con la fertilidad.

Familiarizarse con los procesos cíclicos conlleva que las mujeres se den cuenta de que muchos cambios físicos y mentales están relacionados con su ciclo y la fertilidad. Aprenden a comprenderlos mejor y a percibirlos conscientemente.

Conocer mejor las señales corporales

Como requisito previo para el uso seguro de la planificación familiar natural no es necesario solamente un conocimiento adecuado de las condiciones biológicas y los procesos naturales en el cuerpo del hombre y la mujer, sino también una fase de aprendizaje para adquirir confianza en la autoobservación y evaluación de las señales del cuerpo.

Debido a nuestra forma de vida actual, ya no estamos acostumbrados a percibir conscientemente nuestro cuerpo. Por lo tanto, tómate tu tiempo para familiarizarte con Sensiplan y la observación personal del cuerpo y para comprender mejor tu cuerpo en sus múltiples expresiones. Implícate en las distintas experiencias y confía en tus sensaciones y, sobre todo, atrévete a preguntar a tu asesor de referencia si tienes problemas o dificultades para entender alguna cosa.

Saludable, cooperativo en la pareja y seguro

Los estudios sobre las razones por las que se decide elegir un método de planificación familiar u otro muestran que los siguientes factores suelen tener especial importancia: seguridad, ausencia de efectos secundarios y que ayude a la compenetración en la pareja. A pesar de la gran variedad de métodos, aproximadamente una de cada tres mujeres está más o menos insatisfecha con su método actual de planificación familiar. Las razones son diversas. Entre ellas están el miedo a los efectos secundarios esperados y reales, una aplicación demasiado complicada, repercusiones emocionales y que no fomente la compenetración en la pareja.

Esto significa que la decisión por una determinada forma de planificación familiar es algo más que una «pura» elección de método. Cada mujer y cada hombre establecen sus propias prioridades, primero para sí mismos y luego juntos como pareja.

Salud: La salud es un bien valioso. Nadie quiere dañar su cuerpo innecesariamente ni exponerlo a un estrés evitable. Esto abarca desde los métodos de exámenes y tratamientos médicos con sustancias y pruebas de inocuidad hasta la falta de ejercicios y hábitos nutricionales apropiados. Todo el mundo exige hoy en día la ausencia de efectos secundarios y naturalidad. La planificación familiar natural es una alternativa real en el campo del control de la concepción que garantiza ser saludable y estar libre de efectos secundarios.

Cooperación en la pareja: La planificación familiar sigue siendo principalmente cosa de mujeres. Apenas hay parejas en las que el hombre sea el único responsable de este ámbito. Sobre todo las mujeres más jóvenes esperan más compromiso de sus parejas y exigen más responsabilidad. La fertilidad conjunta no puede lograrse en solitario, sino sólo en pareja. La planificación familiar natural ofrece los conocimientos necesarios y los argumentos más adecuados.

Al empezar con la planificación familiar natural y experimentar la propia fertilidad, muchas mujeres, pero también hombres, se abren a nuevos campos de experiencia y aventura, un nuevo camino para los dos.

De repente, observaciones y exploraciones corporales que son nuevas y a veces desconocidas se hacen necesarias. La propia fertilidad se experimenta conscientemente, quizá por primera vez. Conversaciones sobre «¿queremos, podemos?» se hacen necesarias y determinan la vida cotidiana. Esto puede suponer un reto para algunas parejas. Esto se debe a que los métodos naturales no están orientados a los deseos de la pareja, sino que están sujetos a las leyes naturales de la fertilidad.

El cómo se configura entonces el período fértil es diferente y variado. Cada pareja buscará y encontrará su propio camino. No es infrecuente que se produzca un cambio de énfasis en la convivencia y en la sexualidad vivida. El deseo de hacer algo bueno por el otro y de experimentar la cercanía hace que ambos miembros de la pareja se vuelvan inventivos en su relación. El abanico de ternura física puede ampliarse y experimentarse más intensamente.

Seguridad: ¿De qué sirve el mayor esfuerzo si al final el resultado no es el deseado? Por ello, uno de los requisitos más importantes de todo método de planificación familiar es la mayor seguridad posible. El método de planificación familiar natural Sensiplan, que se presenta en este libro, ha sido investigado a fondo por científicos durante los últimos 40 años. Se ha demostrado que Sensiplan es uno de los métodos de planificación familiar más seguros, siempre que se aprenda correctamente y se aplique con constancia: otra ventaja.

Sobre la historia de la planificación familiar natural

Las ideas sobre la fertilidad cíclica de la mujer son muy antiguas. Los primeros registros se encuentran ya en los famosos filósofos de la antigüedad y en escritos judíos.

Método del calendario: Los primeros descubrimientos científicos sobre el período fértil se remontan a los ginecólogos Ogino (Japón) y Knaus (Austria), que en la década de 1930 descubrieron de forma independiente que la ovulación se produce entre 12 y 16 días antes del siguiente período menstrual. Las reglas que establecieron determinaban los días infértiles en función de la duración del ciclo menstrual (método del calendario). Sin embargo, este método es tan poco fiable que hoy en día ya no se recomienda.

Método de la temperatura: El método de la temperatura, mucho más fiable, se basa en los cambios de la temperatura corporal durante el ciclo de la mujer. Las conexiones entre la temperatura y la ovulación fueron sospechadas por primera vez por el holandés Van de Velde. La primera persona que recomendó utilizar estos cambios para la planificación familiar fue el pastor alemán Wilhelm Hillebrand hacia 1935. En 1954, el ginecólogo alemán Gerhard Döring publicó una guía breve y generalmente comprensible sobre el método de la temperatura, dándolo a conocer así a amplios círculos.

Método de ovulación: El método de la ovulación o del moco cervical, desarrollado hacia 1960 por el neurólogo australiano John Billings, se basa solamente en la autoobservación del moco cervical. Es considerada demasiado poco fiable para las normas de seguridad actuales. Por este motivo, no se recomienda utilizarlo solo.

Método sintotérmico: El método sintotérmico combina observaciones de la temperatura corporal y del moco cervical. Fue publicado por primera vez en 1965 por el médico austríaco Josef Rötzer. En 1981 se fundó en Alemania el grupo de trabajo PFN, que desarrolló el método sintotérmico Sensiplan.

El Grupo de Trabajo PFN

En un proyecto modelo financiado por el Ministerio Federal de Asuntos Familiares de Alemania, el grupo de trabajo PFN desarrolló entre 1984 y 1991 las bases del método sintotérmico Sensiplan, que se ofrece hoy en Alemania y se presenta en este libro.

Dado que en los últimos años se han producido en el campo de los métodos naturales en todo el mundo numerosos avances y novedades, que han provocado cierta falta de claridad en cuanto a la calidad, la practicabilidad y, sobre todo, la seguridad, el método desarrollado por el grupo de trabajo planificación familiar natural (PFN) y ofrecido más allá de las fronteras alemanas, junto con todos los materiales y conceptos asociados, funciona desde 2010 bajo la marca comercial Sensiplan®. Este nombre está protegido no sólo en Europa, sino también en todo el mundo. Su objetivo es contribuir a una clara asignación de resultados e información dentro de la diversidad de ofertas, especialmente en publicaciones científicas sobre el método natural desarrollado y ofrecido por el grupo de trabajo PFN.

Sensiplan

El método Sensiplan incorpora elementos de otros métodos naturales asociados a los nombres de pioneros de la PFN como Döring, Rötzer, Billings, Thyma y Flynn. Tanto el apoyo médico como el pedagógico-psicológico del proyecto modelo estuvo garantizado por un grupo de trabajo científico interdisciplinario. En este grupo estaban afiliadas varias universidades, principalmente la Universidad de Düsseldorf.

La investigación científica complementaria se lleva a cabo en la Universidad de Heidelberg bajo la dirección del profesor Thomas Strowitzki en colaboración con la Sección de Fertilidad Natural de la Sociedad Alemana de Endocrinología Ginecológica y Medicina de la Fertilidad.

Numerosas publicaciones en revistas ginecológicas, sobre todo en los últimos tiempos, han contribuido a aumentar el conocimiento del método de la PFN en las consultas de los ginecólogos.

En los últimos años, el asesoramiento sobre la maternidad ha cobrado cada vez más importancia dentro de la medicina. No sólo el momento adecuado, sino también la preocupación por un ciclo normal intacto y las posibilidades de un embarazo temprano son algunas de las cuestiones que se debaten en la consulta. Sensiplan apoya a las mujeres que desean tener hijos fomentando la necesaria conciencia sobre la fertilidad, proporcionando a las mujeres y a las parejas los conocimientos correspondientes sobre las condiciones biológicas que intervienen en el desarrollo de un embarazo y ofreciéndoles así la oportunidad de esforzarse específicamente por lograr un embarazo (*véase* pág. 89).

Esto convierte a Sensiplan no sólo en un método que ayuda a las mujeres a evitar conscientemente el embarazo, sino también a cumplir su deseo, a veces ansiado por mucho tiempo, de tener un hijo.

Asesoramiento personal e información sobre Sensiplan

El grupo de trabajo PFN tiene una amplia red de consultores y asesores de Sensiplan en toda Alemania y tiene su sede en los Maltesers, en Colonia. Si estás interesado, ponte en contacto con toda tranquilidad con la dirección que figura a continuación.

SABER

Asesoramiento y apoyo

En este libro se explican exhaustivamente los fundamentos de Sensiplan, pero quizá eso no sea suficiente para ti. Si deseas que alguien te presente Sensiplan y prefieres recibir asesoramiento personal, de alguien que haya recibido la formación adecuada, ponte en contacto con
Grupo de trabajo Malteser PFN
Erna-Scheffler-Straße 2 · 51103 Köln
Teléfono: 0221 982249-27
Fax: 0221 982249-34
Correo electrónico: nfp@malteser.org
www.nfp-online.de
www.sensiplan.de

En las páginas web encontrarás la direcciones de los asesores formados en Sensiplan de tu zona en Alemania, recomendaciones bibliográficas, información actual en torno a la planificación familiar natural, fechas de cursos y sesiones de asesoramiento, hojas de anotación del ciclo para descargar y poder tener tu propio archivo de seguimiento. La base de los cursos y consultas se encuentra en esta guía práctica y el correspondiente cuaderno de ejercicios *Natural y seguro*.
Además, encontrarás los contactos de los socios internacionales de Sensiplan en las páginas citadas.

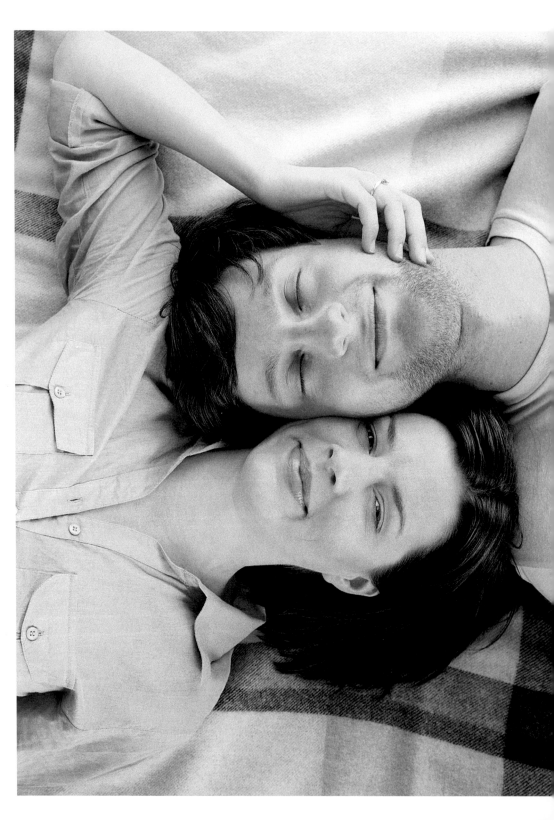

Nuestro cuerpo

El uso de métodos naturales
requiere que desarrollemos
una cierta sensibilidad hacia
nuestro cuerpo y sus señales, que
aprendamos a comunicarnos con
él y a confiar en sus expresiones.
Para ello, necesitamos una cierta
comprensión básica de los procesos
de fertilidad de nuestro cuerpo y
el conocimiento de los órganos
y sistemas hormonales implicados.

Fertilidad en mujeres y hombres

En cada ciclo, un óvulo fecundable madura en el cuerpo femenino y se libera del ovario. Este óvulo es capaz de ser fecundado durante un máximo de 12 a 18 horas. Si durante ese tiempo no encuentra un espermatozoide que lo fecunde, se degenera. En condiciones óptimas y en presencia del moco cervical, los espermatozoides masculinos pueden sobrevivir en el cuerpo de la mujer hasta 5 días y esperar a la ovulación listos para la fecundar.

P ara utilizar Sensiplan, primero es importante comprender los procesos del propio cuerpo que están asociados a la fertilidad y saber qué ocurre en el cuerpo de un hombre y una mujer. El encuentro del óvulo y el espermatozoide y la fecundación sólo son posibles en determinados días del ciclo femenino, concretamente en los llamados días fértiles. Un hombre joven y sano produce en sus testículos diariamente hasta 100 millones de espermatozoides, mientras que los ovarios de la mujer sólo liberan un óvulo una vez por ciclo.

Fertilidad conjunta

Mientras que los espermatozoides pueden sobrevivir en el cuerpo de la mujer entre 3 y 5 días en buenas condiciones, el óvulo puede ser fecundado como máximo entre 12 y 18 horas después de la ovulación. Esto significa que si no se encuentra con un espermatozoide durante este tiempo, se degenera.

Por lo tanto, la fecundación propiamente dicha tiene lugar el día de la ovulación, pero el coito responsable de ésta puede tener lugar días antes, ya que los espermatozoides pueden esperar a la ovulación en determinadas condiciones.

Ya días antes de la ovulación, comienzan a producirse cambios en el cuerpo de la mujer que permiten a los espermatozoides sobrevivir en él durante unos días. Para comprender mejor estos cambios, primero es necesario hacerse una idea de los órganos reproductores femeninos y masculinos.

Los órganos genitales femeninos

Los órganos genitales internos de la mujer constan del útero, las dos trompas de Falopio y los ovarios. Se encuentran protegidos en la pelvis menor y están conectados a los órganos sexuales visibles externamente a través de la vagina. (fig. 1).

fig. 1. Vista general de la ubicación de los órganos genitales internos femeninos.

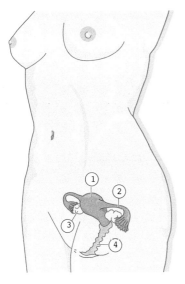

1 Útero
2 Trompa de Falopio
3 Ovario
4 Vagina

Útero: La parte inferior del cuello uterino (cérvix) sobresale en la vagina en forma de cono. El extremo del cuello uterino hacia la vagina se denomina cuello uterino externo (fig. 2, *véase* pág. 22).

Criptas: En el canal cervical, que atraviesa el cuello uterino desde la vagina hasta el útero, existen depresiones, denominadas criptas, que están revestidas de mucosa y forman una secreción denominada moco cervical, que desempeña un papel importante en la supervivencia de los espermatozoides.

Mucosa uterina: El cuerpo uterino propiamente dicho es una estructura en forma de pera cuyas paredes están formadas por fuertes capas de músculo. Estas paredes también están revestidas en su interior por una membrana mucosa (revestimiento uterino), que se acumula a un ritmo mensual y se desprende de nuevo con la menstruación (la regla). En el interior del útero (cavidad uterina), un niño crece a lo largo de nueve meses.

Trompa de Falopio: Las dos trompas de Falopio se ramifican desde el útero a derecha e izquierda. Los extremos de las trompas de Falopio tienen forma de embudo, se mueven libremente y, durante la ovulación, se colocan sobre el ovario para recibir el óvulo que se libera.

Ovarios: Los ovarios, con forma de ciruela, están unidos a ambos lados de la pared pélvica por ligamentos. En una niña recién nacida, todos los óvulos están ya presentes en cada ovario, y madurarán a lo largo de la vida. Cada ovario contiene

unos 400 000 ovocitos, de los cuales sólo entre 400 y 450 alcanzan la madurez plena a lo largo de la vida. Los ovarios también producen las hormonas sexuales femeninas estrógeno y progesterona.

fig. 2. Sección del órgano reproductivo femenino.

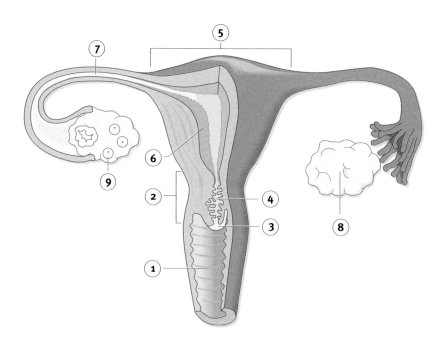

1 Vagina
2 Cuello uterino
3 Cuello uterino externo
4 Canal cervical con criptas
5 Útero

6 Mucosa uterina
7 Trompa de Falopio
8 Ovario
9 Folículo

Los órganos genitales masculinos

El centro de producción de espermatozoides son los testículos masculinos (fig. 3). Un espermatozoide maduro tarda unos tres meses en desarrollarse a partir de una célula sexual inmadura. El espermatozoide individual mide unas seis centésimas de milímetro y consta de una cabeza con un capuchón, una sección media y una cola que se mueve rápidamente. La cabeza contiene el núcleo celular con la información genética. El capuchón contiene enzimas que ayudan a los espermatozoides a penetrar la membrana del óvulo. En cada eyaculación se expulsan entre 200 y 700 millones de espermatozoides a través de los dos conductos deferentes y la uretra.

fig. 3. Visión general de los órganos reproductores masculinos. Se muestra el camino que siguen los espermatozoides durante la eyaculación desde su lugar de formación en el testículo a través de los conductos deferentes y la uretra.

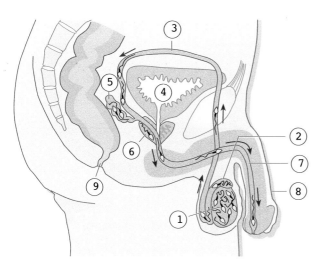

1 Testículo
2 Epidídimo
3 Conducto deferente
4 Vejiga urinaria
5 Glándula vesicular
6 Próstata
7 Uretra
8 Pene
9 Ano

El ciclo femenino

En cada nuevo ciclo, un óvulo fecundable madura en uno de los dos ovarios. Se libera del ovario en el momento de la ovulación y es absorbido por la trompa de Falopio. Si el óvulo no es fecundado, se produce una hemorragia entre 12 y 16 días después de la ovulación. Comienza un nuevo ciclo ovárico.

23

Este acontecimiento recurrente se denomina ciclo de la mujer. Está controlado por centros cerebrales superiores. Las hormonas FSH (hormona foliculoestimulante) y LH (hormona luteinizante) de la glándula pituitaria son especialmente importantes.

El ciclo comienza con el primer día de la menstruación y termina el último día antes de la siguiente hemorragia. Puede dividirse en dos fases: una fase antes de la ovulación y una fase después de la ovulación. Lo que ocurre en cada fase es señalado por el cuerpo mediante cambios que la mujer puede observar por sí misma como «signos de fertilidad» (fig. 4).

Fase folicular (fase previa a la ovulación)

Al principio del ciclo, bajo la influencia de la hormona de control FSH, maduran varios folículos con los óvulos en su interior, pero sólo el folículo más desarrollado estalla y libera su óvulo, mientras que los demás perecen.
En la pared del folículo en crecimiento se produce una hormona: el estrógeno. Cuanto más grandes sean los folículos, más estrógeno se produce y es liberado en el torrente sanguíneo. Por lo tanto, cuanto más se acerca la ovulación, mayor serán los niveles de estrógenos en la sangre. Este fuerte aumento del nivel de estrógenos durante un período de tiempo prolongado es la señal decisiva para que la hipófisis libere ahora más LH; esto, a su vez, desencadena la ovulación.

Los efectos del estrógeno: Los estrógenos que circulan por el torrente sanguíneo tienen dos efectos principales sobre el útero:

- El revestimiento del útero, que se desprendió durante la hemorragia menstrual anterior, se reconstruye.
- Cuanto más estrógeno producen los folículos, más cambia el moco cervical. Se licúa y aumenta considerablemente su cantidad.

El moco cervical fluye ahora a lo largo de las paredes vaginales hasta la entrada de la vagina. Aquí puede ser percibido externamente por la mujer. Le indica que se está preparando la ovulación en el ovario.

Fase lútea (fase posterior a la ovulación)

Tras la ovulación, el folículo se colapsa y se transforma en una glándula llamada cuerpo lúteo por su color. Además de estrógenos, el cuerpo lúteo produce la hormona progesterona.

Los efectos de la progesterona: La progesterona tiene, entre otros, los siguientes efectos:

- La mucosa uterina acumulada se prepara para la posible implantación del óvulo fecundado.
- El moco cervical se vuelve viscoso, se reduce y sella de nuevo el canal cervical como un tapón.

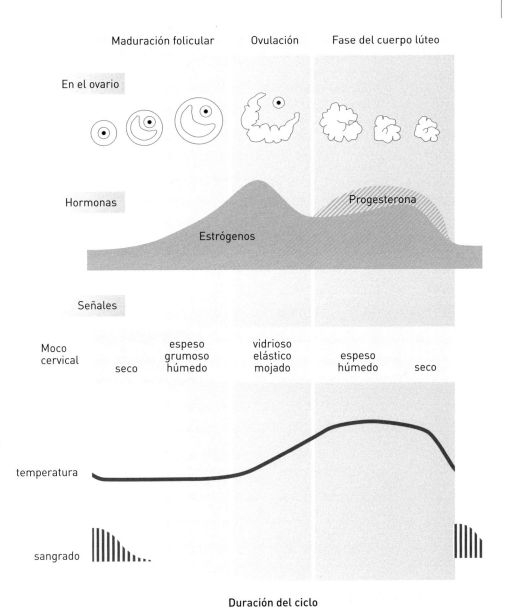

fig. 4. Visión general de los cambios hormonales en el cuerpo de la mujer y sus efectos dentro de un ciclo.

- El moco cervical ya no desciende por la vagina y, por consiguiente, ya no se le percibe en la entrada vaginal.
- La temperatura corporal aumenta unas décimas de grado centígrado y se mantiene elevada hasta el final del ciclo (temperatura alta). El pico de temperatura indica que el período fértil ha llegado a su fin y que la ovulación ya no puede tener lugar hasta el final del ciclo. Si no se ha producido la fecundación, el cuerpo lúteo muere entre 12 y 16 días

después de la ovulación y disminuye la producción de progesterona y estrógenos. Como consecuencia, la temperatura vuelve a descender (baja temperatura) y el moco uterino acumulado se desprende durante el sangrado menstrual (fig. 5). Comienza un nuevo ciclo ...

fig. 5. Perfil de temperatura en dos ciclos.

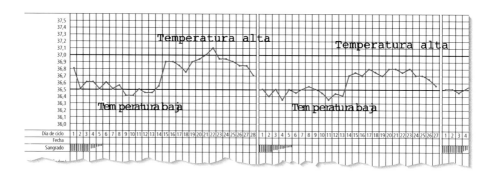

El recorrido del espermatozoide en el cuerpo femenino

Los espermatozoides que entran en el cuerpo de la mujer con la eyaculación tienen que recorrer un largo camino para llegar al óvulo que está listo para la fecundación. Viajan desde la vagina a través del cuello uterino y la cavidad uterina hasta encontrarse con un óvulo en el tercio externo de la trompa de Falopio (fig. 6).

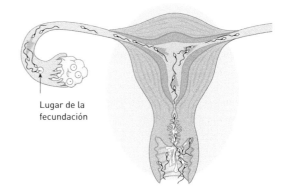

Lugar de la fecundación

fig. 6. El recorrido de los espermatozoides.

Días infértiles: Sin embargo, este camino se les bloquea en los días infértiles (fig. 7). El moco cervical formado en el cuello uterino cierra el acceso al útero como un tapón duro y sólido en este momento (a). Por este motivo, los espermatozoides no pueden migrar y permanecen en la vagina (b). Dado que no pueden tolerar el entorno ácido, mueren en poco tiempo.

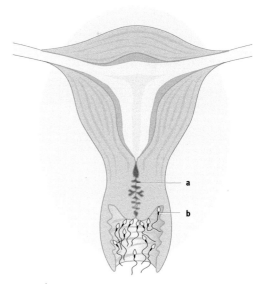

a

b

fig. 7. Útero en los días infértiles.

Días fértiles: Durante el período fértil, el tapón de moco cervical se afloja (fig. 8). El moco cervical se vuelve cada vez más acuoso, más fluido y aumenta considerablemente en cantidad (a). Es rico en proteínas, sales y azúcares. Ahora los espermatozoides pueden penetrar en el moco cervical y encontrar las condiciones de vida ideales y la energía necesaria para seguir migrando. Tras la eyaculación los espermatozoides les separan todavía a 15 o 18 cm de su objetivo. Los más rápidos necesitan para todo el camino menos de media hora. Por el momento, una parte permanece en las criptas (b) del cuello uterino. Desde allí sube, en los próximos tres a cinco días, continuamente esperma a través del útero a las trompas de Falopio. Esta «táctica de retraso» aumenta la posibilidad de que, en algún momento, un espermatozoide se encuentre con un óvulo fecundable.

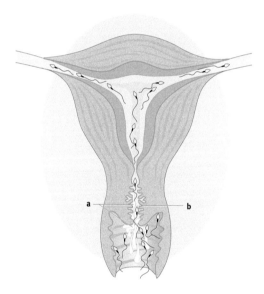

fig. 8. Útero en los días fértiles.

Fecundación, implantación y embarazo

Para fecundar un óvulo se necesita que todo un ejército de espermatozoides entre en acción. El óvulo no está «desnudo», sino que está rodeado por una envoltura sólida que los espermatozoides deben disolver. Durante la fecundación posterior, sólo un único espermatozoide penetra en el óvulo y se fusiona con él. Después el óvulo se cierra inmediatamente a otros espermatozoides. Comienza una nueva vida. El óvulo fecundado inicia inmediatamente la división celular (fig. 9). Al mismo tiempo, es transportado hacia el útero con la ayuda de los cilios que recubren la trompa de Falopio y los movimientos musculares de ésta.

Llega al útero en un momento en que el revestimiento del útero ya está preparado para la implantación y el embarazo.

Unos seis días después de la fecundación se produce la implantación en la pared uterina. El niño crece durante los nueve meses siguientes.

fig. 9. Desarrollo y trayectoria del óvulo fecundado.

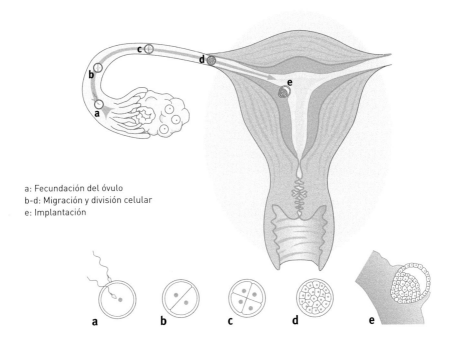

a: Fecundación del óvulo
b-d: Migración y división celular
e: Implantación

a   b   c   d   e

Formas y etapas del ciclo en la vida de una mujer

A lo largo de casi cuarenta años, desde la pubertad hasta la menopausia, el ciclo, con sus fenómenos típicos y sus cambios dependientes de la edad, es un compañero constante de toda mujer. Es una expresión de su fertilidad cíclica. Contrariamente a lo que muchos siguen pensando, el ciclo de 28 días es más bien la excepción.

La idea de que un ciclo normal tiene que durar 28 días sigue estando muy extendida. Pero «lo único regular del ciclo es su irregularidad», dice un experto. Para la mayoría de las mujeres, la duración del ciclo varía en unos pocos días, para más de la mitad en más de siete días dentro de un mismo año. La duración de los ciclos entre 23 y 35 días se considera normal en medicina. Los ciclos consecutivos que tienen siempre la misma duración son bastante raros. Quizás tú también seas una de esas mujeres que creen que su ciclo es demasiado irregular para poder utilizar Sensiplan con seguridad. O perteneces a esas otras que afirman con rotundidad que pueden ajustar el reloj en función de la regularidad de sus períodos. Sin embargo, ninguna de las dos cosas es del todo cierta si se mira con lupa. Porque los humanos no somos un mecanismo de relojería: la individualidad y la sensibilidad influyen en nuestras funciones biológicas. Por este motivo, cada mujer tiene su propio ciclo, que cambia una y otra vez a lo largo de su vida a través de la pubertad, la maternidad, el embarazo, la lactancia y la menopausia.

También la vida misma, con sus múltiples tensiones y acontecimientos positivos y negativos, le da forma y le confiere su toque personal.

Desde la antigüedad ha existido la creencia que hay una relación entre las fases lunares y la menstruación. De esta manera, el término «menstruación» deriva del mes lunar con sus 28 días. Es posible que, en épocas anteriores, cuando las personas estaban más intensamente conectadas con la naturaleza, existiera cierta conexión. Sin embargo, la mayoría de las mujeres tienen su propio patrón cíclico, que no es rígido ni inmutable. Una y otra vez puede producirse una desviación más acentuada, causada por diversas situaciones de la vida, por la edad y también por factores que desconocemos.

No obstante, estos valores atípicos también son esencialmente responsables de la alta tasa de fracaso si sólo sigues los registros de tu calendario o confías en tu «sensación de tu ciclo» para evitar el embarazo.

SABER

Duración fluctuante de los ciclos

Los estudios demuestran que las variaciones en la duración del ciclo son mayores de lo que se sospechaba. En el marco del proyecto de investigación PFN, se estudiaron detalladamente más de 44000 ciclos de más de 1900 mujeres.

Sólo algo menos del 13% de todos estos ciclos duran exactamente 28 días. Mientras que casi la mitad de los ciclos duran entre 26 y 29 días, la otra mitad son a veces bastante más largos. Si se observa la duración del ciclo de una mujer a lo largo de un año, se puede comprobar lo fuertes que son las fluctuaciones. Sólo un buen 3% de 210 mujeres tienen ciclos extremadamente regulares de uno a tres días de diferencia. En el caso de otro 16% se han podido observar fluctuaciones de hasta 5 días.

En general, para el 58% de las mujeres la diferencia entre la duración mínima y máxima del ciclo es de 8 o más días.

Al fin y al cabo, nunca se sabe si el ciclo actual será excepcionalmente corto o extremadamente largo. La gran ventaja de un método sintotérmico como Sensiplan radica precisamente en que el período fértil e infértil no se calcula en función de ciclos pasados, sino que siempre lo determinas tú de nuevo basándote en las observaciones corporales de cada día.

Es bastante normal que el ciclo menstrual tenga que «asentarse» durante la pubertad. Después de la menarquia, el primer sangrado, muchas chicas jóvenes tienen menstruaciones irregulares, a veces sólo después de tres semanas, y, luego, quizá sólo después de seis u ocho semanas.

De niña a mujer

En los primeros años, esto no suele requerir tratamiento. El problema de estas fuertes fluctuaciones del ciclo es más bien que a las chicas a veces les cuesta sobrellevar el hecho de estar tan a merced de su ciclo y no poder adaptarse a tiempo al siguiente sangrado.

Pero es una falacia suponer que las hormonas pueden regular el ciclo de forma permanente. En el mejor de los casos, crean un ritmo artificialmente regular. Por tanto, a menudo es mejor tener mucha comprensión y paciencia con el propio cuerpo, que tiene el derecho de desarrollarse con toda tranquilidad, sobre todo a esta edad. Cuanto mayores sean las niñas o las mujeres, más regulares suelen ser los ciclos, hasta que alcanzan su mayor estabilidad entre los 25 y los 40 años. No es hasta la menopausia cuando se vuelven a registrar fluctuaciones más fuertes (*véase* pág. 110).

La variable fase de maduración del óvulo

Algunas personas piensan que la ovulación y, por tanto, el período fértil, se produce siempre exactamente en la mitad del ciclo. En la mayoría de los libros de biología también se señala erróneamente siempre el decimocuarto día del ciclo. Sin embargo, el momento de la ovulación puede variar mucho. Esto se debe principalmente a la primera fase del ciclo, el período hasta la ovulación. Esta fase también se denomina fase folicular (de maduración), fase de ovulación o fase estrogénica. En los ciclos cortos, la ovulación suele producirse muy pronto, a veces el octavo, noveno o décimo día del ciclo. En cambio, en los ciclos largos, la hormona foliculoestimulante (FSH), responsable de la maduración del óvulo, puede tardar incluso varias semanas en llegar a los ovarios desde la glándula pituitaria y estimular la maduración del óvulo. Entonces, la ovulación puede producirse incluso en un momento en el que ya se está esperando la siguiente menstruación (fig. 10).

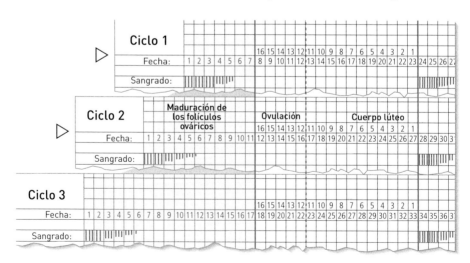

fig. 10. La fase de maduración del folículo ovárico tiene diferente duración en los ciclos cortos (ciclo 1), normales (ciclo 2) y largos (ciclo 3), la fase del cuerpo lúteo es relativamente constante.

Por lo tanto, a la hora de decidir si consideras que un día concreto es fértil o infértil, no te fíes nunca del calendario de tu ciclo, sino sólo de la autoobservación de tus signos corporales actuales. El día 28 de tu ciclo podría ser el día de la ovulación. Especialmente durante la pubertad y la menopausia, pero también durante la lactancia y después de dejar de tomar la píldora es completamente normal que la ovulación se inicie a ritmos diferentes. Pero no sólo las etapas y situaciones vitales mencionadas influyen en el curso de su ciclo. Es posible que ya sepas por experiencia propia que los acontecimientos especiales de tu vida, tanto positivos como negativos, a veces pueden tener un efecto sobre tu ciclo. Unas vacaciones más largas en una zona climática diferente, la próxima boda, la selectividad u otro examen modifican entonces el ritmo menstrual habitual tanto como el estrés privado o profesional y las enfermedades graves.

Por regla general, la alteración de la maduración de los óvulos conduce a un alargamiento del ciclo menstrual, pero también pueden producirse hemorragias de corta duración. Los efectos de estos factores de estrés son muy variables. Algunas mujeres no se ven afectadas en absoluto, mientras que otras reaccionan de forma tan sensible que su fertilidad y reproducción se ralentiza, se retrasa y, en casos extremos, incluso se interrumpe por completo. Sin embargo, las causas también pueden ser trastornos hormonales, como, por ejemplo, el síndrome de ovario poliquístico.

SABER
¿Qué es el síndrome SOP?

Síndrome SOP (síndrome de ovario poliquístico) es un trastorno de la función ovárica que puede dar lugar a las siguientes alteraciones del ciclo: fases ovulatorias prolongadas, ciclos irregulares, fases de moco cervical cada vez más largas e irregulares, ciclos monofásicos más frecuentes e incluso ausencia de menstruación. A menudo se asocia también a otros síntomas como el acné o el aumento del vello corporal masculino, que puede atribuirse al aumento de las hormonas masculinas. El síndrome de ovario poliquístico suele darse en mujeres con un deseo insatisfecho de tener hijos. Este tipo de cursos debe ser revisado por un médico o una médica.

La fase lútea estable

El tiempo que transcurre desde la ovulación hasta el comienzo de la siguiente hemorragia es la segunda fase del ciclo, también llamada fase del cuerpo lúteo. Se caracteriza por la hormona progesterona, que es producida por el cuerpo lúteo después de la ovulación y provoca un aumento de la temperatura (*véanse* págs. 24 y ss).

La duración de esta segunda fase viene determinada por el pico de temperatura. Es mucho más constante que la primera fase y suele durar entre 10 y 16 días. Sin embargo, si la temperatura se mantiene alta durante más de 18 días y no hay hemorragia, muy probablemente se puede suponer que se ha producido un embarazo (*véase*. pág. 92).

Acortamiento de la fase del cuerpo lúteo

Si la temperatura vuelve a bajar al cabo de menos de diez días y se produce la siguiente hemorragia, hablamos de una fase lútea acortada. Este tipo de ciclos son más frecuentes durante la pubertad y antes de la menopausia, es decir, al principio y al final del período de madurez sexual. También se observan con más frecuencia después del embarazo y tras interrumpir los métodos anticonceptivos hormonales.

Al igual que algunas mujeres experimentan fases ovulatorias prolongadas en condiciones de estrés, las fases de acortamiento del cuerpo lúteo también pueden ocurrir con frecuencia en estas circunstancias. Si sólo observas estas fases de cuerpo lúteo acortadas ocasionalmente, no hay motivo para preocuparse, ya que el siguiente ciclo puede volver a ser normal.

Si llevas mucho tiempo deseando tener un hijo y los registros de tus ciclos muestran cada vez más picos tan cortos, es posible que ésta sea la razón por la que no se produce el embarazo; porque la progesterona del cuerpo lúteo debe preparar el revestimiento uterino el tiempo suficiente para que el óvulo fecundado se implante. De lo contrario, será eliminado de nuevo con la hemorragia prematura.

Ciclos monofásicos

Hay ciclos en los que no se produce la ovulación hasta el siguiente sangrado y, por lo tanto, no se produce un aumento de la temperatura debido a la falta de progesterona. Estos ciclos se denominan ciclos monofásicos. El problema es que en el caso de una hemorragia sin un pico de temperatura previo, nunca es posible decir con certeza si realmente ha comenzado un nuevo ciclo con esta hemorragia.

También podría tratarse de una hemorragia de ovulación, que no se reconoce como tal a simple vista porque la temperatura aún no ha subido. Sin embargo, esto significaría una situación muy fértil.

Los ciclos monofásicos se dan principalmente en los mismos períodos de la vida ya descritos para las fases foliculares prolongadas o las fases lúteas acortadas, es decir, en la pubertad, la menopausia, después del embarazo y la lactancia, y la interrupción de los anticonceptivos

hormonales. Además, también se pueden encontrar en deportistas de alto rendimiento, mujeres que siguen dietas de adelgazamiento extremas o que tengan trastornos alimentarios como la bulimia y la anorexia. En casos extremos, los ovarios dejan de funcionar en gran medida. Debido a la falta de estrógenos, ya no se forma el revestimiento uterino y no se produce la hemorragia por aborto.

Si una mujer deja de sangrar durante más de tres meses, se habla de amenorrea.

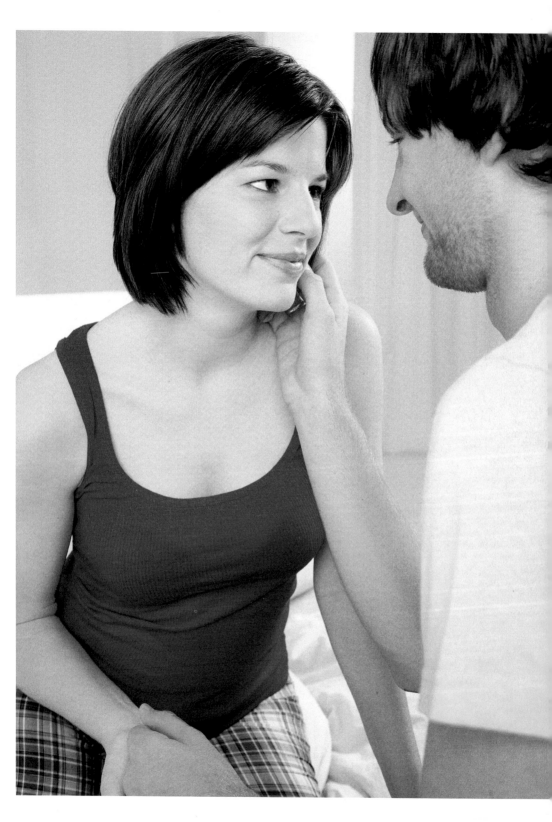

Observar e interpretar los signos corporales

Los cambios cíclicos en el moco cervical y la temperatura corporal basal son fundamentales para el uso de Sensiplan. Otros signos como los síntomas mamarios, los dolores intermenstruales y los cambios en el cuello uterino complementan estas observaciones. Todas las observaciones, así como los posibles factores de influencia y las alteraciones, se deben registrar en una hoja de ciclo.

Los signos corporales

Seguro que tú también has observado cambios físicos relacionados con el ritmo natural de la fertilidad y la infertilidad.

El signo corporal más evidente es la menstruación. El inicio de ésta indica el comienzo de un nuevo ciclo, durante el cual suele producirse la ovulación. No se puede sentir ni ver la ovulación en sí. Por lo tanto, no es posible fijarla en un día concreto. Pero el período en el que tiene lugar la ovulación puede concretarse observando el moco cervical y la temperatura corporal. También puedes recurrir a la autoexploración del cuello uterino para determinar el período fértil.

Otros signos corporales que están relacionados con el ciclo menstrual incluyen cambios en el pecho, dolor intermenstrual, cambios de humor e impuridades en la piel.

Sin embargo, estos signos no se dan en todas las mujeres en cada ciclo, por lo que sólo averiguarás cómo está compuesto tu patrón de fertilidad a medida que lo observes (*véase* pág. 64).

Por otra parte, los cambios en el moco cervical y la temperatura corporal son signos que toda mujer puede observar normalmente. Pero sólo si las observaciones se realizan con regularidad y se introducen en una hoja de ciclo es posible interpretarlas correctamente y determinar así el período fértil e infértil según indicadores definidos con precisión.

La hoja de ciclo

La hoja del ciclo es como un diario personal (fig. 11). En ella se pueden anotar todas las observaciones relacionadas con la fertilidad y también los factores que pueden influir en ésta. Tu guía a través de la hoja del ciclo es la estrecha línea «Día de ciclo», que permite registrar hasta 40 días.

También puedes descargar la hoja de ciclo en www.nfp-online.de o utilizar la plantilla misma de la pág. 122

fig. 11. Hoja de ciclo.

sensiplan®

Número de ciclo

Modo de medición
Ano
Vagina
Boca

Primera medición más alta de ciclos anteriores

Menos 8

Primera medición más alta en este ciclo

¿Quieres quedarte embarazada en este ciclo?
Sí
No
Indecisa

	1	2	3	4	5	6	7	8	9	10	11	12	13	14	15	16	17	18	19	20	21	22	23	24	25	26	27	28	29	30	31	32	33	34	35	36	37	38	39	40

Particularidades

Trastornos

Hora de medición

Temperatura basal
- 37,5
- 37,4
- 37,3
- 37,2
- 37,1
- 37,0
- 36,9
- 36,8
- 36,7
- 36,6
- 36,5
- 36,4
- 36,3
- 36,2
- 36,1
- 36,0

Dolor intermenstrual

Síntomas mamarios

Día de ciclo

Fecha:

Sangrado

Moco cervical
- Sentir/tocar
- Aspecto

Cuello uterino
- Zona + Apertura
- Firmeza

Relación sexual

Días fértiles

39

La menstruación

Con el primer día del período (menstruación, regla, sangrado menstrual) se crea la hoja de ciclo (fig. 12). Ese día es también el primer día del ciclo. Anota la fecha de este día en la línea de fecha bajo el primer día del ciclo y rellena la línea de fecha continuamente. La menstruación se introduce por debajo la línea de la fecha. Puedes indicar su intensidad con líneas de diferentes longitudes. Las hemorragias muy leves (manchados) se marcan con puntos.

Recuerda registrar todos los sangrados durante el ciclo.

Algunas mujeres ya tienen manchados antes del inicio de la menstruación. Estos días siguen contando como parte del ciclo anterior. El nuevo ciclo sólo empieza el día en que comienza el sangrado con su intensidad habitual.

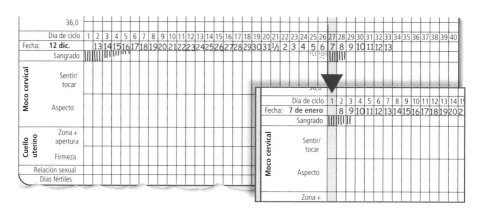

fig. 12. El ciclo actual dura 26 días. El día 27 es el primer día del siguiente ciclo y se introduce como tal en una nueva hoja de ciclo.

El moco cervical

Observar el moco cervical y sus cambios es una parte importante del método. Es posible que ya hayas notado algo parecido al «flujo» en la zona vaginal, pero aún no lo habías relacionado con tu fertilidad. Préstale más atención a partir de ahora.

Observar el moco cervical

Se puede observar el moco cervical de diferentes maneras: puedes sentirlo, palparlo y mirarlo.

Sentir: Durante el día, deberías tomar conciencia de lo que sientes en la entrada de la vagina de vez en cuando. Puede que sientas que está seca e incluso que te pica. O puede que simplemente no sientas nada. Algunos días puedes sentir que el orificio vaginal está húmedo o mojado, o incluso puedes notar que el moco cervical sigue saliendo de la vagina a chorros a lo largo del día. Algunas mujeres lo describen como «si la orina saliera a gotas».

Palpar: No sólo puedes sentir el moco cervical, sino también «palparlo». Si pasas por la entrada vaginal con el dedo o con el papel higiénico, puedes notar que el dedo o el papel se deslizan sobre ella mejor unos días que otros. La entrada de la vagina se sentirá resbaladiza, similar al aceite en la piel o al jabón entre los dedos.

Ver: Algunos días, el moco cervical es visible. Si pasas el dedo o el papel higiénico por la entrada de la vagina, observa si el moco cervical se queda adherido y qué aspecto tiene.

¿Cómo cambia el moco cervical a lo largo del ciclo?

Después de la menstruación, es posible que haya unos días en los que sientas la entrada de la vagina seca, tal vez incluso incómoda y con picor. Sin embargo, también es posible que no sientas ni veas nada. Después, el moco cervical emergente suele notarse sólo como una sensación de humedad, sin ser visible en la entrada vaginal. En otros casos, puede sentirse y verse simultáneamente desde el principio. Por lo general, en esta fase, el moco cervical todavía tiene un aspecto turbio, blanquecino o amarillento y es espeso, cremoso, grumoso, pegajoso o viscoso y no extensible (fig. 13 a-i). A ve-

Aspecto del moco cervical

¿ Qué aspecto tiene tu moco cervical? ¿Es amarillento, blanquecino, vidrioso o rojizo? ¿Es grumoso, cremoso o elástico como la clara de huevo cruda? Puedes comprobar si el moco cervical es elástico doblando y desdoblando el papel higiénico después de limpiarte. Verás entonces si el moco cervical puede separarse como un hilo. Por supuesto, también puedes comprobar lo mismo con los dedos. El moco cervical elástico tiene el tacto y, a menudo, el aspecto de la clara de huevo cruda. Algunas mujeres observan que al orinar o defecar, el moco cervical se desprende en largos hilos cuando presionan ligeramente. A continuación, se deposita sobre las heces o flota en el agua. ¡Intenta prestarle atención!

fig. 13 a–i: Aspecto del moco cervical.

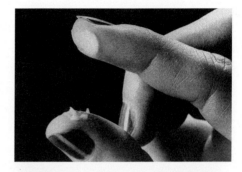

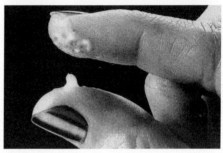

fig. 13 a/b. Grumoso, espeso, blanquecino o amarillento.

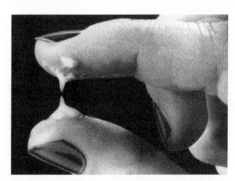

fig. 13 c. Blanquecino, cremoso.

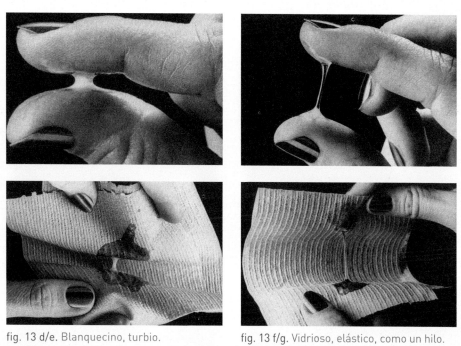

fig. 13 d/e. Blanquecino, turbio.

fig. 13 f/g. Vidrioso, elástico, como un hilo.

fig. 13 h. Vidrioso, intercalado con vetas blanquecinas, como clara de huevo cruda.

fig. 13 i. Vidrioso, como un hilo.

43

ces parece cuajada o harina mezclada con agua que forma grumos pegajosos.

Cuanto más se acerca la ovulación, más estrógeno se produce, más moco cervical se produce y mejor es su calidad. Entonces suele volverse claro, vidrioso, transparente y, a veces, tiene un ligero tinte amarillo o está salpicado de vetas blanquecinas (fig. 13 a-i).

Al mismo tiempo, se vuelve elástico y se percibe como resbaladizo y deslizante. Debido a estas propiedades, puede compararse con la clara de huevo cruda. A veces, el moco cervical se licúa hasta tal punto que se escurre como el agua y deja de ser visible. En estos casos sientes que tu entrada vaginal está extremadamente húmeda.

Alrededor del momento de la ovulación, el desarrollo del moco cervical está en su punto álgido. Después, el moco cervical vuelve a ser turbio y grumoso, pierde su elasticidad, se reduce o desaparece por completo, de modo que ya no se siente nada o sólo sequedad en la entrada vaginal.

Conoce tu patrón individual de moco cervical

La experiencia demuestra que cada mujer tiene su propio patrón de moco cervical. En una mujer, el moco cervical evoluciona de seco a húmedo y espeso, a vidrioso y elástico; en otra, de nada directamente a un moco cervical blanquecino visible, sin alcanzar nunca el nivel más alto de moco cervical elástico y vidrioso. Sin embargo, tras un aumento de la calidad, siempre se produce un claro cambio y una disminución de la calidad del moco cervical. En general, el patrón del moco cervical en ciclos sucesivos es similar en cada mujer. Sin embargo, también puede ocurrir que el moco cervical se desarrolle de forma diferente a la habitual en un nuevo ciclo. No te irrites por ello, sino que introduce consecuentemente lo que hayas observado.

La fig. 14 muestra la clasificación de las observaciones del moco cervical en diferentes categorías con las abreviaturas correspondientes. Si el aspecto del moco cervical, por un lado, y la sensación/el tacto, por otro, se deberían clasificar en categorías diferentes, oriéntate siempre por las abreviaturas correspondientes a la mejor calidad.

Por ejemplo: Si has visto el moco cervical elástico y vidrioso pero sólo has notado humedad, introduce S+ como abreviatura.

Sentir/ tocar		Aspecto	Abreviatura
Sensación de seque-dad, aspereza, picor, desagrado.	y	No se ve nada, no hay moco cervical en la entrada de la vagina.	▷ t
No se siente nada, no húmedo, ninguna sensación en la en-trada de la vagina	y	No se ve nada, no hay moco cervical en la entrada de la vagina.	▷ Ø
Húmedo	pero	No se ve nada, no hay moco cervical en la entrada de la vagina.	▷ f
Húmedo o no se siente nada.	y	Espeso, blanquecino, turbio, cremoso, grumoso, amarillento, pegajoso, le-choso, no se puede estirar o chicloso.	▷ S
Húmedo o no se siente nada.	y	Vidrioso, claro como el cristal, con aspecto vidrioso a través, como la clara de huevo cruda (vidrioso entre-mezclado con hilos blancos), estirable o hilable, fibroso, líquido, tan líquido que «se escurre como el agua», rojizo, marrón rojizo, amarillo rojizo.	▷ +S
Húmedo, resba-ladizo, deslizante, aceitoso, liso	y/o	Vidrioso, claro como el cristal, con aspecto vidrioso a través, como la clara de huevo cruda (vidrioso entre-mezclado con hilos blancos), que se puede estirar e hilar, fibroso, líquido, tan poco líquido que "se escurre como el agua", rojizo, marrón rojizo, amarillo rojizo.	▷ +S

fig. 14. Visión general: Clasificación de las observaciones del moco cervical en categorías y sus abreviaturas.

Anotación en la hoja de ciclo

El moco cervical observado durante el día sólo se debe anotar en la hoja del ciclo por la tarde/noche (fig. 15). En este caso, se incluye una columna para la sensación/el tacto y otra para el aspecto. Aunque sólo haya una pequeña cantidad de moco cervical una vez al día, se anota esta observación. Utiliza los términos de la figura 14 para describir la observación del moco cervical.

La sensación y el aspecto del moco cervical pueden cambiar a lo largo del día. No obstante, cuando realices la anotación vesper-tina, registra siempre sólo la mejor calidad de ese día en la columna correspondiente.

Por ejemplo: Si has observado moco cervical de aspecto de clara de huevo a mediodía y moco cervical blanquecino y espeso por la tarde, anota «aspecto de clara de huevo» para este día en la fila «aspecto». Para simplificar la evaluación posterior, resume las descripciones del moco cervical del día correspondiente en una abreviatura y anótalas en la línea 37 °C (fig. 15).

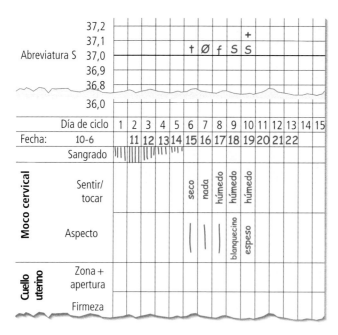

fig. 15. Anotación de las observaciones del moco cervical con sus abreviaturas.

El clímax del síntoma del moco cervical

Para la evaluación de las muestras de moco cervical, es necesario determinar el punto de desarrollo del moco.

- Regla

El clímax del síntoma del moco cervical es el último día con la mejor calidad de moco cervical individual. Este pico sólo se puede determinar *a posteriori*, es decir, por la tarde del día siguiente, cuando se ha producido el cambio a una calidad de moco cervical inferior.

Márcalo con una «H» encima de la abreviatura correspondiente (figs. 16, 17 y 18). La ovulación suele producirse entre dos días antes y dos días después del clímax

Ejemplo 1: Regina S. observa los días 13, 14 y 15. Día de ciclo vidrioso y elástico Moco cervical de categoría S+. El día 16 el moco cervical vuelve a estar turbio y espeso (categoría S). Tras este cambio y revisando sus anotaciones, sabe que el día 15 del ciclo fue el pico del síntoma del moco cervical (fig. 16).

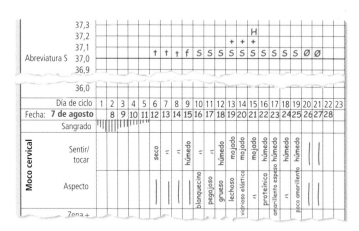

fig. 16. El clímax del síntoma del moco cervical está en este ciclo en el día 15.

Ejemplo 2: En este caso, Monika K. no observa ningún moco cervical que pertenezca a la categoría S+. Sólo tiene algunos días con moco cervical espeso, blanquecino y grumoso, es decir, moco cervical de la categoría S. En este caso, el punto álgido es el último día con S (fig. 17).

La fig. 18 muestra cuatro ejemplos de la determinación del clímax del moco cervical.

fig. 17. El clímax del moco cervical en este ciclo es el día 13.

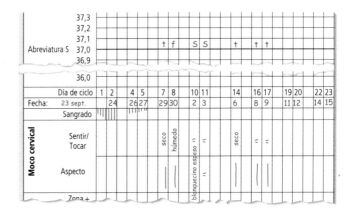

fig. 18. Cuatro ejemplos de diferentes patrones del moco cervical.

Caso especial

Rara vez se da la situación de que la clasificación en S+ o S es demasiado grande y, por lo tanto, el pico se sitúe mucho después de la evaluación completada de la temperatura (fig. 19).

Si esto se observa a lo largo de varios ciclos y puede determinarse un cambio de tendencia dentro de la misma categoría, pueden utilizarse excepcionalmente las abreviaturas de la misma categoría que siguen al cambio poniéndolas entre paréntesis (fig. 20).

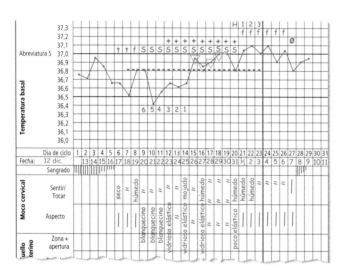

fig. 19. En este ciclo, Anna B. observa que el síntoma S+ de su moco cervical, al igual que en los ciclos anteriores, se prolonga mucho en el período máximo establecido y el pico no desciende hasta el día 20. Esto significa que el final del período fértil sólo puede suponerse que finaliza en doble control en la tarde del día 23 del ciclo.

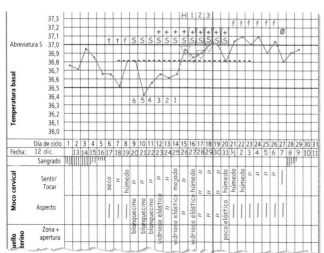

fig. 20. Anna B. observa que dentro de la categoría +S ya hay un cambio claro del día 15 al 16 del ciclo. Por lo tanto, pone entre paréntesis las observaciones del día 16 al 20. Como resultado, el clímax cae ahora en el día 15 y el período fértil termina en el doble control en la tarde del día 18 del ciclo.

49

La temperatura

Si sigues el curso de tu temperatura corporal matutina en un ciclo, notarás que hay dos niveles de temperatura. Antes de la ovulación, en la primera fase del ciclo, la temperatura es algo más baja. Alrededor de la ovulación, aumenta, generalmente unas décimas de centígrados.

Este aumento de la temperatura está provocado por la progesterona, que se produce en el cuerpo lúteo durante la segunda fase del ciclo. Según estudios científicos, la ovulación suele producirse en un período comprendido entre dos días antes de la subida de temperatura y un día después de la subida.

El aumento de la temperatura, junto con el síntoma del moco cervical, puede utilizarse para determinar el momento infértil tras la ovulación.

Temperatura corporal: No es la misma a lo largo de todo el día. Está sujeta a un ritmo de 24 horas. Los valores más bajos se miden a primera hora de la mañana y los más altos a última hora de la tarde. Asimismo, las actividades físicas también provocan un aumento de la temperatura. Para que los valores sean comparables día a día, la temperatura se mide normalmente por la mañana, inmediatamente después de despertarse y antes de levantarse. Por ello, esta temperatura también se denomina temperatura basal o temperatura de vigilia o matinal.

¿Cómo se mide la temperatura corporal basal?

La experiencia ha demostrado que lo mejor es poner el termómetro a mano junto a la cama la noche anterior. Así podrás tomarte la temperatura por la mañana inmediatamente después de despertarte, antes de levantarte y antes de cualquier otra actividad como comer, beber, etc. Tómate la temperatura. Si tu sueño se ha visto al-

terado (por ejemplo, por un bebé), deberías haber estado dormida o relajada en la cama durante al menos la última hora antes de tomarte la temperatura.

Se puede tomar la temperatura por vía rectal (en el recto, el ano), vaginal (en la vagina) u oral (en la boca). La medición

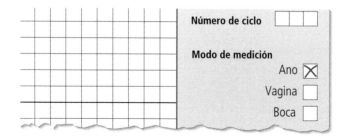

Número de ciclo

Modo de medición

Ano ☒

Vagina ☐

Boca ☐

fig. 21. En este ciclo se mide la temperatura en el ano (rectal).

bajo el brazo (axilar), en la oreja o en la frente son demasiado imprecisas y, por tanto, inadecuadas. Es importante medir siempre de la misma manera dentro de un ciclo (fig. 21).

La medición rectal suele dar lecturas muy precisas y es la menos susceptible a las interferencias. Las lecturas orales lo vaginales también pueden ser precisas si se asegura que durante la medición oral la punta del termómetro está debajo de la lengua en la base del frenillo y que la boca permanece cerrada o, en su caso, que el termómetro no se salga de la vagina durante la medición. No se puede cambiar el termómetro durante el ciclo.

Un termómetro analógico normal o un termómetro digital homologado con una indicación de dos dígitos después del punto decimal son los más adecuados para la medición. Los termómetros analógicos (mecánicos) no contienen mercurio desde 2009. Deberían ser aptos para medir la temperatura corporal basal según las instrucciones del fabricante. Los termómetros que contienen Galinstan® o galio (por ejemplo, Geratherm basal) son adecuados

para medir la temperatura corporal basal. Los termómetros de alcohol no son adecuados.

La medición debería durar tres minutos. Algunos termómetros alcanzan ya antes su punto final y lo indican con un pitido. Como Sensiplan se basa en una medida exacta hasta media décima de centígrado, debes comprobar después del pitido si la temperatura sigue subiendo.

Leer la temperatura y registrarla

Los valores de temperatura medidos con un termómetro mecánico se leen con una precisión de media décima de centígrado y se anotan con un punto en la columna del día correspondiente. Las líneas de la hoja de ciclo corresponden a la escala de grados del termómetro. Si la columna de medición se encuentra entre dos líneas de graduación, introduce el valor en el centro de la casilla.

Los puntos de temperatura están conectados de un día a otro. Si no has realizado ninguna medición en un día, no se conectan los puntos de medición vecinos entre sí. Encima del punto de temperatura, anota la hora de la medición en la línea «Hora de medición» (fig. 22). Si es posible, deberías medir a diario. Con más experiencia podrás a veces omitir mediciones más tarde, por ejemplo, durante los primeros días del ciclo y cuando se haya completado la evaluación de la temperatura. En la fase de aprendizaje, sin embargo, debes tomarte la temperatura todos los días para llegar a conocer tu nivel individual de temperatura baja y alta, así como tu manera personal de reaccionar.

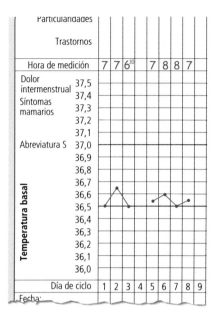

fig. 22. Anotación de los valores de temperatura medidos.

Características especiales de los termómetros digitales

Los valores medidos con un termómetro digital deben redondearse hacia arriba o hacia abajo a media décima de centígrado (tab. 1 y fig. 23) e introducirse también sobre las líneas o entre ellas. Al utilizar termómetros digitales, hay que tener en cuenta algunos aspectos:

- Sólo deben utilizarse termómetros digitales que garantizan una precisión de medición de más/menos 0,1 °C y que muestren los dos dígitos después del punto decimal.

- Los termómetros digitales para medir la temperatura en el oído, los dispositivos controlados por infrarrojos (medición sin contacto con el cuerpo) y los sistemas de medición periféricos (pulsera, anillo para el dedo, etc.) no son adecuados para Sensiplan.
- Los fallos técnicos pueden deberse al envejecimiento del material (por ejemplo, sensores de temperatura demasiado viejos) o a una batería débil. Las curvas de temperatura claramente irregulares pueden ser un indicio de un mal funcionamiento del dispositivo.

Tab.1. Redondear una medición hacia arriba o hacia abajo.

Medida	Redondeada
Temperatura	
36,60	
36,59	36,60
36,58	
36,57	
36,56	
36,55	36,55
36,54	
36,53	
36,52	
36,51	36,50
36,50	

Ejemplo de redondeo hacia arriba y hacia abajo de los valores de temperatura obtenidos al medir con un termómetro digital.

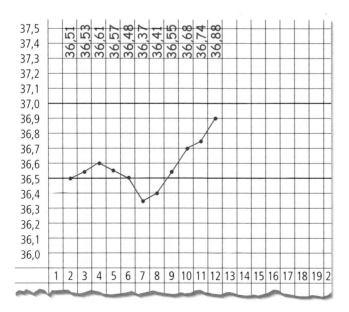

fig. 23. Ejemplo de curva de temperatura en la que la medición de dos dígitos del termómetro digital se ha redondeado hacia arriba o hacia abajo.

53

Alteraciones y particularidades

Diversos factores pueden influir en la temperatura basal y, en determinadas circunstancias, simular un aumento de la temperatura.

Es imposible predecir qué factores influirán en tu temperatura y cuáles no. Si anotas todas las particularidades desde el principio (fig. 24), pronto podrás averiguar por ti misma qué influye en tu temperatura de vigilia. En cualquier caso, debes seguir midiéndola regularmente aunque se produzcan alteraciones.

El intervalo de fluctuación de la temperatura baja varía mucho de un individuo a otro, por lo que no puede definirse con mayor precisión. También puede producirse una perturbación durante la subida de la temperatura y confundirse con ésta. Por esta razón, especialmente con las mediciones más altas durante la fase de subida, debes preguntarte siempre si el valor de la temperatura podría estar alterado y, en caso de duda, excluirlo para estar seguros. Si en los ciclos siguientes resulta que este evento no perturba en la posición baja, el valor no tiene que ser excluido en el futuro.

Por lo tanto, por regla general, se decide día a día si el respectivo valor de temperatura medido está influido por un factor perturbador y debe ser excluido o no. Sin embargo, también hay situaciones individuales en las que tiene sentido tomar esta decisión sólo *a posteriori* y modificarla en caso necesario.

Se debe especificar el tipo de alteración o particularidad en la columna prevista para ello en la hoja de anotaciones del ciclo el día en que pueda influir en la medición de la temperatura, aunque el suceso, por ejemplo, el consumo excesivo de alcohol, haya tenido lugar la noche del día anterior (fig. 24).

A continuación, se explican con más detalle las posibles alteraciones y particularidades:

- Errores o cambios en la forma de medición.
- Diferentes tiempos de medición.
- Influencias de la vida cotidiana y cambios del ritmo de vida habitual.
- Enfermedades y dolencias.

SABER

Alteraciones

Una alteración es un aumento del valor de la temperatura que supera el intervalo habitual de variación del nivel bajo y que puede explicarse por un suceso que se considera un posible factor de alteración. Los valores alterados se excluyen y no se tienen en cuenta en la evaluación.

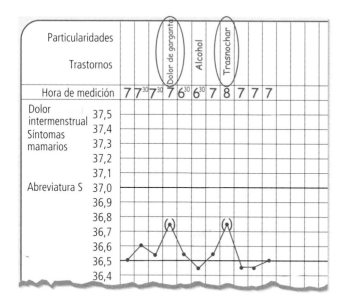

Particularidades			Dolor de garganta	Alcohol	Trasnochar						
Trastornos											
Hora de medición	7	7³⁰	7³⁰	7	6³⁰	6³⁰	7	8	7	7	7

fig. 24. Las alteraciones y particularidades se introducen en la misma columna, en la que el valor de temperatura podría estar distorsionado.

Medición

Si cambias el termómetro durante el ciclo o cambias el lugar de medición, debes anotarlo como una alteración en la hoja de ciclo. La técnica de medición correcta y las distintas fuentes de error se describen en la pág. 50 y siguientes.

Hora de medición

Especialmente en los primeros ciclos de observación, es importante anotar la hora de medición junto con el valor de temperatura, ya que debes averiguar por ti misma hasta qué punto los distintos tiempos de medición afectan a la curva de temperatura. Para muchas mujeres, las desviaciones de más/menos una hora y media con respecto al tiempo de medición habitual no son significativas. Para algunas, sin embargo,

incluso las diferencias más pequeñas en el tiempo de medición son notables. Pero también hay mujeres para las que no importa en absoluto el momento de la medición.

Cuando se empieza a medir, todavía no se tiene ninguna información sobre cómo afecta el tiempo de medición a la curva de temperatura. A medida que vayas adquiriendo experiencia, podrás hacer comparaciones con mediciones en diferentes momentos. Si dispones de anotaciones de varios ciclos, puedes recurrir a situaciones comparables en los puntos bajos de ciclos anteriores.

Siempre hay que considerar como posibles alteraciones la diferencia horaria en los desplazamientos y también el cambio de hora (horario de verano/invierno).

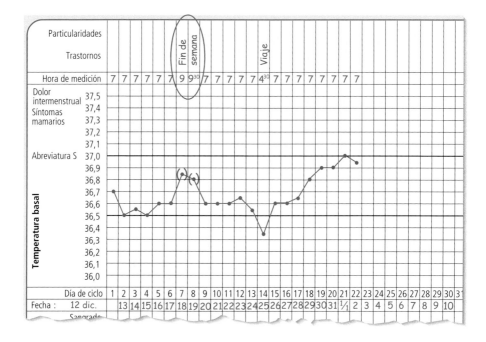

Particularidades Trastornos								Fin de semana							Viaje															
Hora de medición	7	7	7	7	7	7	9	9³⁰	7	7	7	7	7	4³⁰	7	7	7	7	7	7	7									

(escala de Temperatura basal: 37,5 37,4 37,3 37,2 37,1 37,0 36,9 36,8 36,7 36,6 36,5 36,4 36,3 36,2 36,1 36,0)

Dolor intermenstrual
Síntomas mamarios
Abreviatura S

Día de ciclo	1	2	3	4	5	6	7	8	9	10	11	12	13	14	15	16	17	18	19	20	21	22	23	24	25	26	27	28	29	30	31
Fecha: 12 dic.	13	14	15	16	17	18	19	20	21	22	23	24	25	26	27	28	29	30	31	1/1	2	3	4	5	6	7	8	9	10		

Sangrado

Por ejemplo: La fig. 25 muestra la curva de temperatura de Charlotte D., que suele levantarse a las 7 de la mañana, sin embargo, duerme hasta tarde los fines de semana y se mide más tarde. Los valores de temperatura de estos días superan claramente el nivel bajo y, por tanto, deben excluirse como alteraciones. En cambio, esto no suele ser necesario si el valor está por debajo del nivel bajo, como muestra la temperatura basal medida a las 4:30 horas del decimocuarto día del ciclo.

Por ejemplo: En la fig. 26 vemos el ejemplo del ciclo de Clara L., en el que los desplazamientos de la hora de medición no tienen ningún efecto sobre la curva de temperatura.

fig. 25. Ejemplo de ciclo por Charlotte D.: La hora de medición interfiere en la temperatura.

Hábitos

Hay una serie de influencias de la vida cotidiana y desviaciones de los hábitos de vida habituales que influyen en las funciones corporales, especialmente en el ritmo del sueño, en mayor o menor medida y, por lo tanto, pueden llegar a notarse como una alteración durante la medición de la temperatura por la mañana. Entre ellas se incluyen:

- Descanso nocturno demasiado corto o alterado.

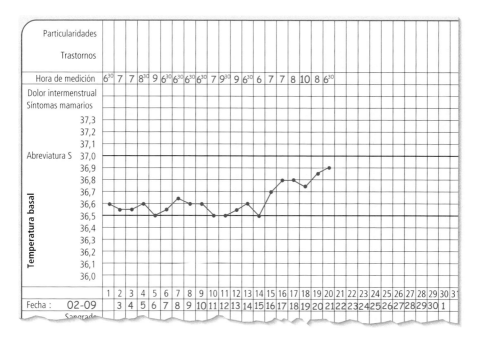

fig. 26. Ejemplo de ciclo de Clara L.: El momento de medición no interfiere.

- Acostarse demasiado tarde.
- Consumo excesivo de alcohol.
- Comer muy tarde por la noche.
- Salir de fiesta hasta altas horas de la noche.
- Estrés, carga psicológica, excitación.
- Cambio de entorno (viajes, vacaciones, escapadas, cambio de clima).

También es posible que acontecimientos puntuales como el consumo de alcohol o acostarse excepcionalmente tarde no influyan en la curva de temperatura, pero sí la simultaneidad de varios acontecimientos. Las «celebraciones» o las «vacaciones» suelen incluir ya de por sí varios posibles factores perturbadores. Especialmente en vacaciones, suele haber una

serie de cambios en los hábitos en la vida cotidiana. Asimismo, las situaciones estresantes que persisten durante un largo período de tiempo pueden tener un efecto sobre el curso de la temperatura a través del «mal sueño» y otros mecanismos.

Enfermedades y dolencias

Por supuesto, las enfermedades, incluso en su forma más leve, pueden provocar un aumento de los valores de temperatura. Así que si detectas un aumento de la temperatura y al mismo tiempo observas signos de enfermedad, debes excluir este

57

valor como una alteración. Dado que detrás de los mismos síntomas de enfermedad pueden subyacer causas muy diferentes, es difícil y, por lo general, imposible recurrir a experiencias anteriores. Esto distingue la evaluación del factor de influencia «enfermedades» de otros factores de interferencia, como el momento de la medición.

Caso especial: Valores de temperatura demasiado bajos

Hay dos situaciones que pueden provocar un descenso grave de la temperatura corporal: una bajada de temperatura a causa de una temperatura ambiente baja y la medición a horas muy tempranas por la mañana. Esto puede que se deba tener en cuenta en el momento de la evaluación de los datos.

Siempre habrá curvas de temperatura que no puedan ser evaluadas con claridad debido a las interferencias. En estos casos hay que esperar y seguir asumiendo que se está en un período fértil.

El cuello del útero

La autoexploración del cuello uterino es una alternativa a la observación del moco cervical y también puede sustituirla en el método sintotérmico. Es especialmente útil si hay muy poco o ningún moco cervical, si la observación resulta molesta o no puede evaluarse por otros motivos (fig.. 27 y 28).

E l cuello del útero, o también llamado cérvix uterino, está sujeto a cambios cíclicos, al igual que el moco cervical y la temperatura. Éstos pueden ser detectados mediante la autoexploración.

- Inmediatamente después de la menstruación, el cuello uterino está cerrado y duro y se adentra en la vagina, de modo que es relativamente fácil palparlo con un dedo.

- A medida que se acerca la ovulación, el cuello uterino se ablanda, se abre ligeramente y se sube un poco más, de modo que a veces apenas se puede alcanzar.
- Tras la ovulación, vuelve a cerrarse, se endurece y se mantiene más bajo.

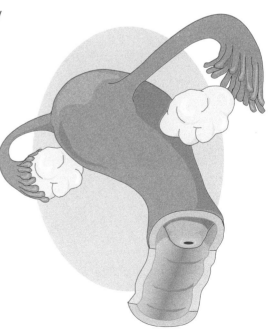

fig. 27. Los órganos genitales internos de la mujer: la imagen de la vagina se corta de tal manera que se puede ver el cuello del útero que sobresale en ella.

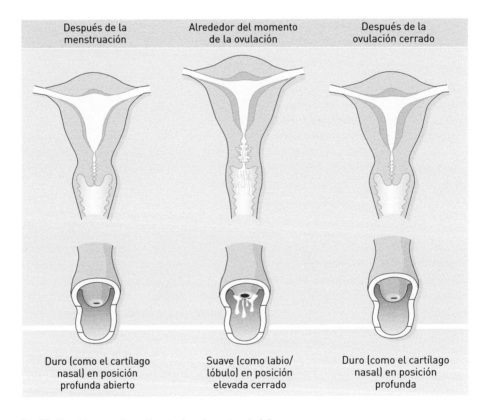

Después de la menstruación	Alrededor del momento de la ovulación	Después de la ovulación cerrado
Duro (como el cartílago nasal) en posición profunda abierto	Suave (como labio/lóbulo) en posición elevada cerrado	Duro (como el cartílago nasal) en posición profunda

fig. 28. Cambios en el cuello uterino durante el ciclo.

Autoexploración

Se recomienda el siguiente procedimiento para la autoexploración: empezar a examinar el cuello del útero inmediatamente después del final de la hemorragia menstrual. Así te resultará más fácil conocer y clasificar los cambios en el transcurso del ciclo. Examina el cuello uterino una vez al día en la misma posición y siempre con el mismo dedo.

Es más fácil si adoptas una postura ligeramente flexionada mientras lo haces. Puedes ponerte de pie y apoyar un pie en el borde de la silla o la bañera, o agacharte, sentarte o tumbarte y al mismo tiempo flexionar un poco las piernas.

Después de vaciar la vejiga, introduce uno o dos dedos limpios (índice y dedo corazón) en la vagina y muévelos hacia atrás y hacia arriba (fig. 29). Intenta palpar el cuello del útero con movimientos circulares y sentir su textura. Sobresale en la vagina en forma esférica o cónica y su tacto es suave en contraste con las rugosas paredes vaginales. A continuación, trata de encontrar la abertura con hoyuelos del cuello uterino, la entrada del cuello uterino, para evaluar el grado de apertura. En una mujer que ya ha dado a luz, la abertura puede tener forma de hendidura y nunca cerrarse del todo.

Ahora mueve el dedo hacia atrás, hacia el borde del cuello uterino, y determina su estado según los criterios «duro» o «blando». El cuello del útero puede ser duro, como el cartílago de la nariz, o blando, como los labios o el lóbulo de la oreja.

En determinados casos, el autoexamen del cuello uterino puede resultar difícil, por ejemplo, si ha quedado cicatrizado por una intervención quirúrgica o ya no está completamente cerrado tras el parto y presenta grietas pronunciadas. Si resulta difícil llegar al cuello uterino, puedes presionar la parte inferior del abdomen con una mano y mover el útero hacia el dedo.

Por último, puedes extraer el moco cervical directamente del cuello uterino. Para ello, presiona el cuello uterino ligeramente con dos dedos y, a continuación, los dedos deben sacarse de la vagina juntos.

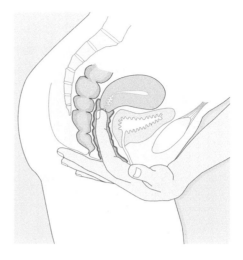

fig. 29. Sección longitudinal a través de la pelvis femenina y posición de las manos durante la autoexploración.

Evalúa la mucosidad entre los dedos (véase pág. 45). La experiencia ha demostrado que es mejor optar por la observación del moco cervical en la entrada de la vagina o en el cuello uterino. No todas las mujeres pueden observar siempre todos los cambios en el cuello uterino. Algunas sólo pueden detectar el grado de apertura y la firmeza. Esto es suficiente.

Si notas algún cambio que no te puedes explicar, debes acudir a un ginecólogo para que te lo revise.

Anotación en la hoja de ciclo

Las observaciones del autoexamen se anotan en la hoja de anotaciones del ciclo en la parte inferior, bajo el epígrafe «Cuello uterino» (fig. 30).

Apertura: Utiliza los siguientes símbolos en función del grado de apertura:
Cerrado ●
Parcialmente abierto O
Completamente abierto O

Posición: En la misma columna, diferencia si el cuello uterino está más bajo o más alto haciendo las anotaciones oportunas.

Firmeza: Anota duro (d) o blando (b) en la columna «Firmeza», según el estado del cuello uterino.

36,0		1	2	3	4	5	6	7	8	9	10	11	12	13	14	15	16	17	18	19	20	21	22	23
	Día de ciclo	1	2	3	4	5	6	7	8	9	10	11	12	13	14	15	16	17	18	19	20	21	22	23
Fecha:																								
	Sangrado																							
Moco cervical	Sentir/ Tocar																							
	Aspecto																							
Cuello uterino	Zona + Apertura						•	•	•	•	O	O	O	O	O	O	•	•	•					
	Firmeza						duro	duro	duro	duro	blando	blando	blando	blando	blando	blando	duro	duro	duro					
	Relación sexual																							
	Días fértiles																							

fig. 30. Registro de observación durante la autoexploración del cuello uterino.

Otros signos del ciclo

Los otros signos corporales posibles, que se describen brevemente a continuación, no pueden evaluarse estrictamente según el conjunto de criterios, pero apoyan la metodología en su sentir corporal.

Síntoma mamario

Muchas mujeres notan que sus pechos cambian durante el ciclo. Se vuelven más llenos, más pesados, más grandes o incluso más sensibles. Esto suele ir asociado a una ligera sensación de tirón, escozor u hormigueo, pero también puede dar lugar a una sensación de tirantez extremadamente dolorosa.

En ocasiones, el síntoma mamario aparece ya en el momento de la ovulación, pero normalmente sólo se desarrolla en la segunda fase del ciclo (fase de la progesterona), sigue aumentando hasta que aparece la menstruación y, entonces, vuelve a disminuir rápidamente con el inicio de la hemorragia. El síntoma mamario no se produce con la frecuencia ni la regularidad suficientes para que pueda utilizarse para determinar la fase infértil tras la ovulación. Sin embargo, para algunas mujeres proporciona información adicional sobre el ciclo menstrual y confirma la evaluación del moco cervical y la temperatura.

Anota el síntoma del pecho en la hoja de ciclo con una «P» encima de la curva de temperatura (*véase* fig. 49, pág. 82).

Dolor intermenstrual (Mittelschmerz)

Muchas mujeres notan otro signo de fertilidad, el llamado dolor intermenstrual (*Mittelschmerz*). Se describe de formas muy distintas. Algunas notan un dolor en el bajo vientre que no se puede localizar y que dura uno o varios días. Para otras, empieza de repente y dura unos segundos o minutos, a veces incluso horas, y puede localizarse fácilmente en el bajo vientre derecho o izquierdo. No suele notarse una alternancia regular entre el lado derecho o izquierdo. El dolor intermenstrual también puede irradiarse a la espalda, las piernas y la zona perineal. Actualmente no se conocen con exactitud las causas. Hay muchos indicios de que este acontecimiento se desencadene por la tensión capsular del folículo en crecimiento. Pero también se barajan otras causas, como una irritación dolorosa del peritoneo.

¿Qué ventajas tiene el dolor intermenstrual para la planificación familiar natural? Existe una estrecha relación temporal entre el dolor intermenstrual y la ovulación, pero no puede equipararse al momento de la ovulación, como suele creerse/pensarse. Puede aparecer unos días antes de la ovulación, pero también unos días después de la ovulación. Sin embargo, es un signo adicional del período fértil y puede confirmar las demás observaciones (moco cervical, cuello uterino y curva de la temperatura). Las parejas que desean tener hijos deben prestar especial atención al dolor intermenstrual, ya que la probabilidad de concepción aumenta significativamente durante este período.

El dolor intermenstrual se introduce encima de la curva de temperatura con la abreviatura «M» (*véase* fig. 49, pág. 82).

Sangrado intermedio

Algunas mujeres experimentan ocasionalmente la llamada hemorragia intermenstrual durante el período fértil, que puede variar en intensidad. Por lo general, sólo se trata de una ligera decoloración rojiza o parda del moco cervical. En raras ocasiones se presenta como una hemorragia de varios días de duración, que, sin comprobar la temperatura de vigilia, puede confundirse con una regla. El sangrado se produce en estrecha relación temporal con la ovulación y se explica principalmente por las fluctuaciones hormonales naturales en torno a este momento.

Se introduce en la hoja de ciclo en la línea «sangrado», según la intensidad, con puntos o guiones (*véase* fig. 12, pág. 40).

Más señales

En el transcurso del ciclo, algunas mujeres observan otros cambios que se pueden asociar a las distintas fases del ciclo a medida que adquiere experiencia. Se describen a continuación: síntomas cutáneos (acné, picores, manchas en el anillo de oro, etc.), cabello fácilmente graso, fluctuaciones de peso, retención de líquidos, sensación de tensión en la zona de los labios, aumento de las ganas de orinar, flatulencia, estreñimiento o diarrea, cambios en el estado de ánimo, fatiga o dinamismo, alteración del rendimiento físico, aumento o disminución de la necesidad de contacto sexual. Al conocer el propio cuerpo, cada mujer podrá hacer observaciones diferentes. Anota dichas observaciones en la hoja del ciclo, en la fila «Particularidades».

Cambios en la libido

Especialmente en el período fértil, algunas mujeres experimentan un aumento de la libido. Los estudios científicos han intentado repetidamente llegar al fondo de este fenómeno y han realizado diversos exámenes en mujeres. Algunos de los resultados son muy contradictorios.

Parece claro que en la fase en la que los estrógenos son más importantes, en torno a la ovulación, la estimulación hormonal tiene un efecto positivo sobre la libido femenina. Por otra parte, sin embargo, la constelación en la pareja, un ambiente animado, el cortejo y el flirteo sostenidos, pero también los problemas de pareja, las cargas familiares y profesionales parecen tener un peso similar, de modo que, en última instancia, la libido se ve influida por muchos factores diferentes y depende de ellos.

A andar se aprende andando. Participa en la experiencia de la planificación familiar natural y descubre qué se adapta mejor a tu actitud ante la vida y a tu disfrute de estar juntos. Sólo así encontrarás la respuesta.

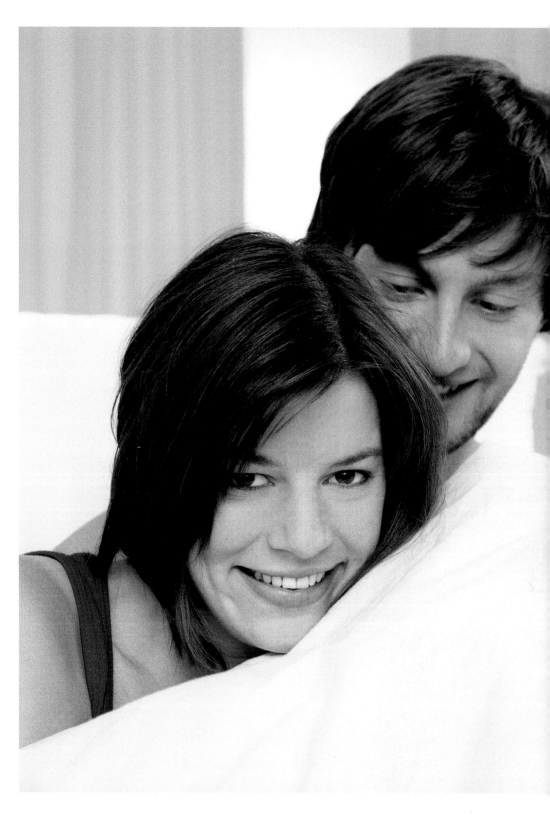

El método Sensiplan®

Sensiplan es un método sintotérmico. Los signos de fertilidad observados (temperatura corporal basal y moco cervical o también la posición del cuello uterino) se introducen en una hoja de ciclo y se determina la fase fértil, así como las fases infértiles del ciclo según el conjunto de reglas de Sensiplan en «doble control».

¿Cómo funciona el método?

La fase fértil, así como las fases infértiles, se determinan en un doble control de la temperatura basal y el moco cervical en el ciclo en curso y se introducen en la hoja de ciclo. Las observaciones se evalúan según un conjunto fijo de reglas. En lugar de observar el moco cervical, también pueden observarse los cambios cíclicos del cuello uterino.

Con los signos descritos en el capítulo anterior, el moco cervical y la temperatura, se pueden identificar tres fases en el ciclo:

- La fase infértil al principio del ciclo.
- La fase fértil posterior.
- Finalmente la fase infértil tras la ovulación.

Sin embargo, no es posible determinar el momento exacto de la ovulación propiamente dicha. No obstante, esto no es necesario para un control seguro de la concepción.

La fase infértil después de la ovulación
Lo más fácil para una principiante es determinar el final del período fértil.
Con la observación del moco cervical y el registro de la temperatura se dispone de dos informaciones sobre el ciclo que se complementan y aseguran mutuamente. Por lo tanto, con el método sintotérmico, el final del período fértil se determina, por un lado, mediante el aumento de la temperatura y, por otro, con la ayuda del cambio en la calidad del moco cervical. Este principio de doble control es lo que hace que el método sea tan fiable.

¿Cómo se evalúa el aumento de temperatura?
Cuando se completa un ciclo, suele ser fácil reconocer visualmente la subida y el aumento de la temperatura. Para la aplicación práctica, sin embargo, es interesante una evaluación en el ciclo actual.

- Regla

Se ha producido un aumento de temperatura cuando se encuentran tres lecturas consecutivas que son todas más altas que las seis lecturas anteriores, en las que la 3.ª lectura más alta debe estar al menos dos décimas de grado centígrado (2 = 2 casillas en la hoja de ciclo) por encima de la más alta de las seis lecturas de bajas anteriores.

¿Cómo proceder?

Día a día, compara cada nuevo valor de temperatura con los seis anteriores. Los valores de temperatura «alterados» se excluyen y no se tienen en cuenta. Encuentra la lectura en la curva de temperatura que es más alta por primera vez que cualquiera de las lecturas de temperatura tomadas en los seis días anteriores. Para mayor claridad, se traza una línea auxiliar que pasa por el más alto de los seis valores bajos (fig. 31).

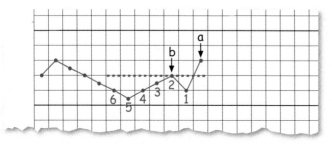

fig. 31. Ésta es la primera medición más alta (a). Ésta es la más alta de las seis lecturas bajas (b).

El valor de la medición del día siguiente también debe ser superior a cada uno de los seis valores bajos de medición (fig. 32).

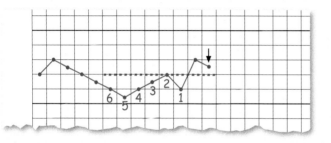

fig. 32. Ésta es la segunda medición más alta.

El tercer día se aplica una condición especial: el valor de la temperatura debe ser al menos dos décimas de grado centígrado (= 2 casillas) superior a la más alta de las seis lecturas bajas. Comprueba con la línea auxiliar trazada a través del mayor de los seis valores bajos si se cumple la condición (fig. 33).

fig. 33. Ésta es la tercera lectura más alta (dos décimas de grado centígrado = 2 casillas) que es más alta que el valor más alto de las 6 lecturas bajas.

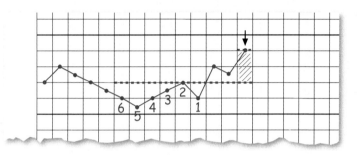

Si se cumple la condición para la tercera medición más alta, rodea las tres mediciones más altas en la hoja de ciclo. Así se completa la evaluación de la temperatura (fig. 34).

fig. 34. Evaluación de la curva de la temperatura.

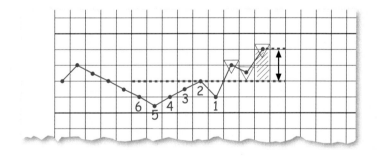

- Excepción 1 a la regla sobre temperatura

Si el tercer valor de temperatura no es dos décimas de grado centígrado (= 2 casillas) superior, hay que esperar un cuarto valor de temperatura. Éste también debe ser superior a los seis valores bajos anteriores, es decir, por encima de la línea auxiliar, pero no necesariamente dos décimas de grado centígrado más alto (fig. 35).

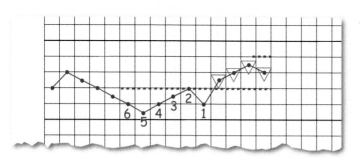

fig. 35. Evaluación de la curva de temperatura según la regla de excepción 1.

- Excepción 2 a la regla sobre temperatura

Entre las tres mediciones superiores requeridas, una puede quedar por debajo o sobre la línea auxiliar. Este valor no debe tenerse en cuenta y, por tanto, no se rodea (fig. 36).

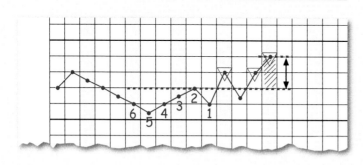

fig. 36. Evaluación de la curva de temperatura según la regla de excepción 2.

¿Cómo se evalúa el clímax del síntoma del moco cervical?

En primer lugar, determina el clímax del síntoma de moco cervical y márcalo con una «H» encima de la abreviatura de moco cervical (consulta la regla de la pág. 47). Después, espera otros tres días. Marca estos días con 1-2-3 (fig. 37).

- Regla

En la tarde del tercer día después del clímax del síntoma de moco cervical, se completa la evaluación del síntoma de moco cervical.

fig. 37. Los tres días posteriores al punto máximo de moco cervical están numerados.

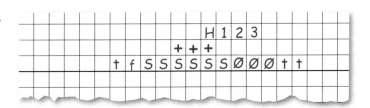

- Regla especial 1

Si en el recuento «1-2-3» vuelve a aparecer moco cervical de la misma categoría que en el clímax, debe iniciarse de nuevo la evaluación del síntoma del moco cervical (fig. 38).

fig. 38. Misma calidad del moco cervical dentro del recuento «1-2-3».

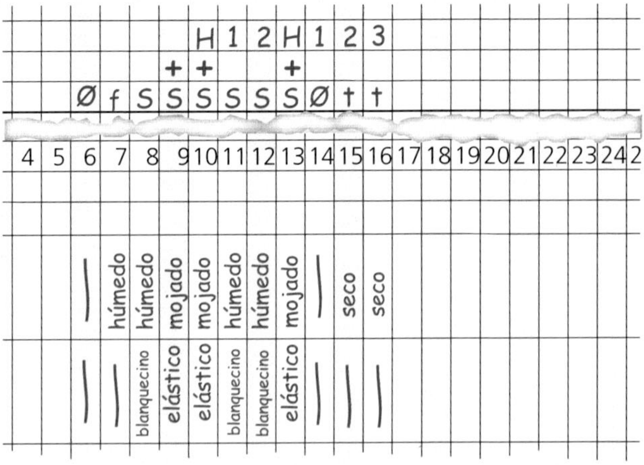

- Regla especial 2

Si una vez finalizada la evaluación del moco cervical, pero antes de finalizar la evaluación de la temperatura, vuelve a aparecer moco cervical de la misma categoría que en el momento del clímax, deberá iniciarse de nuevo la evaluación del síntoma del moco cervical (fig. 39).

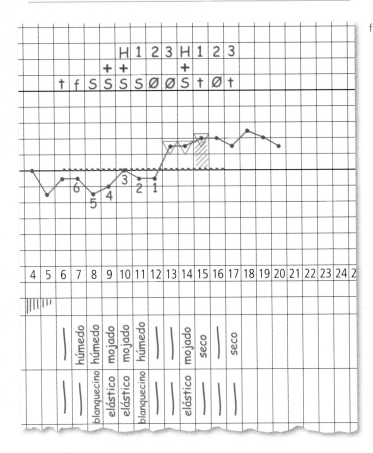

fig. 39. Reaparición de moco cervical de la misma calidad antes de finalizar la evaluación de la temperatura.

Comienzo de la fase infértil después de la ovulación

Cuando la evaluación de la temperatura y del moco cervical se completa de acuerdo con las normas, se determina en doble control el comienzo del período infértil después de la ovulación.

- **Regla**

  El período infértil después de la ovulación comienza en la noche del tercer día después del punto máximo del síntoma del moco cervical o en la noche del tercer día de temperatura elevada, dependiendo de lo que ocurra más tarde (fig. 40 y 41).

fig. 40. El período infértil después de la ovulación comienza aquí la tarde del tercer día después del clímax del síntoma del moco cervical: porque el tercer día después del punto máximo del moco cervical llega más tarde que la tercera medición superior de temperatura.

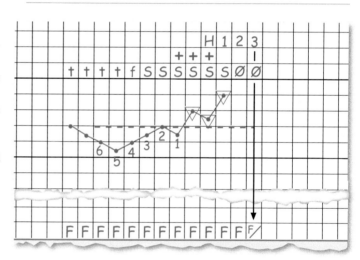

fig. 41. El período infértil después de la ovulación comienza aquí en la tarde del tercer día de la temperatura elevada: porque la tercera medición más alta llega más tarde que el tercer día después del máximo del moco cervical.

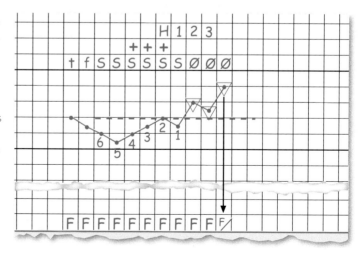

Una vez realizado el doble control, cualquier reaparición de los síntomas del moco cervical, independientemente de su calidad, carece de sentido (fig. 42). Si, durante un ciclo, el síntoma de moco cervical se desarrolla de forma notablemente diferente a la habitual (p. ej., poco moco cervical o sólo moco cervical de calidad S) y/o el nivel de temperatura también difiere significativamente del habitual (p. ej., evaluación posible, pero el nivel sigue siendo bajo), entonces deberías observar primero el curso de los valores posteriores para estar segura y evaluarlos más tarde si es necesario.

Anotación en la hoja de ciclo

Una vez realizado el doble control, anota el comienzo del período infértil después de la ovulación en la hoja de ciclo, en la fila «Días fértiles», con el signo F/. Este signo significa que en la tarde de ese día ha terminado el período fértil (fig. 40 a 42).

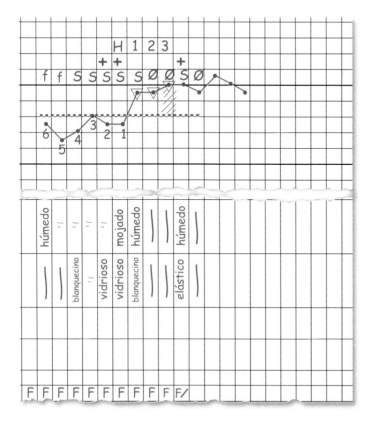

fig. 42. Una vez finalizada a evaluación, la reaparición de moco cervical S+ no tiene ninguna importancia.

75

En la penúltima línea, introduces las relaciones sexuales, normalmente con una «X». También se anotan las relaciones sexuales protegidas (por ejemplo, con preservativo), con «(X)» (fig. 59 a, pág. 113).

La fase infértil al principio del ciclo

La fase infértil al principio del ciclo es más difícil de delimitar que el período infértil después de la ovulación. Pero se aplica en cualquier caso la siguientes regla:

- Regla

Una fase infértil al principio del ciclo sólo puede suponerse si en el ciclo precedente hubo un pico de temperatura que pueda evaluarse según las reglas (*véanse* págs. 68 y ss.).

Como ya se ha demostrado, el inicio de la fertilidad viene indicado por la aparición del moco cervical. Dado que para algunas mujeres este moco cervical sólo se hace perceptible unos días antes de la ovulación, no es suficientemente seguro confiar únicamente en el síntoma del moco cervical para determinar el inicio del período fértil. Por lo tanto, el período infértil también se determina al principio del ciclo según el principio del doble control. Consiste en la observación del moco cervical y la llamada regla del menos 8 o regla de los 5 días.

La regla del menos 8

Ahora sabemos que la ovulación puede producirse hasta dos días antes de la primera medición con una temperatura más elevada. Los espermatozoides pueden permanecer fecundables hasta cinco días en el entorno para ellos óptimo del moco cervical. Por eso, los siete días anteriores a la subida de la temperatura se consideran básicamente fértiles. El octavo día antes de la primera medición más alta es, por tanto, el último día infértil al principio del ciclo (fig. 43).

En cada mujer, el momento de la ovulación puede variar varios días de un ciclo a otro. Para captar este rango de variación, la regla del menos 8 sólo podrá aplicarse cuando se disponga de la primera medición de temperatura más alta de al menos 12 ciclos.

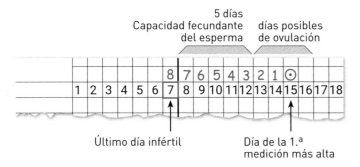

fig. 43. Así se conforman los 8 días, que se restan del día de la primera medición más alta entre las primeras altas.

- Regla

El último día infértil al principio del ciclo es el día de la primera medición más alta y la más temprana de al menos 12 ciclos de temperatura menos 8. Sin embargo, si se nota o se ve que el moco cervical es «húmedo» antes de esta fecha, el período fértil comienza en ese momento. De acuerdo con el principio de doble control, en este caso vale lo siguiente: «lo que aparezca primero».

Se ha demostrado que cuando se produce un adelanto de la primera medición más alta, no es un acontecimiento puntual, sino que es muy probable que se repita. También hay una tendencia a que la fase del primer ciclo se acorte a lo largo de la vida. Por lo tanto, para la regla del menos 8, se tienen en cuenta todas las primeras mediciones más altas disponibles.

Anotación en la hoja de ciclo

En cada nuevo ciclo, la fase infértil se determina según la regla del menos 8 al principio del ciclo y se anota en la hoja de ciclo de la siguiente manera: el primer día del ciclo, introduce la primera medición más alta de los ciclos anteriores en la columna de la derecha. Luego réstale 8 días. De este modo, obtendrás los días infértiles al principio del ciclo. Márcalos con una línea gruesa. A continuación, marca el siguiente primer día de la fase fértil en la fila «Días fértiles» con una «F» (fig. 44).

fig. 44. Al comienzo de un nuevo ciclo, se determina el tiempo infértil al principio del ciclo según la regla del menos 8 y se introduce en la hoja de ciclo.

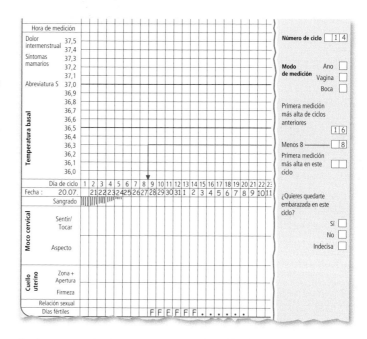

Si el moco cervical aparece antes, la fase fértil comienza inmediatamente según el principio: «lo que ocurra primero» (doble control) (fig. 45).

fig. 45. En este ciclo, el moco cervical aparece ya el séptimo día. De acuerdo con el principio de doble control del síntoma de moco cervical y la regla del menos 8 («lo que ocurra primero»), a partir de ahora se debe suponer de estar en un período «fértil».

78

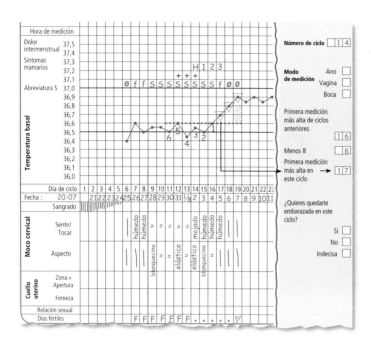

fig. 46. La primera medición más alta de este ciclo tiene lugar el día 17 del ciclo. Se introduce en la columna de la derecha.

Una vez finalizada la evaluación de la temperatura en el ciclo actual, introduce también la primera medición más alta de este ciclo en la columna de la derecha (fig. 46).

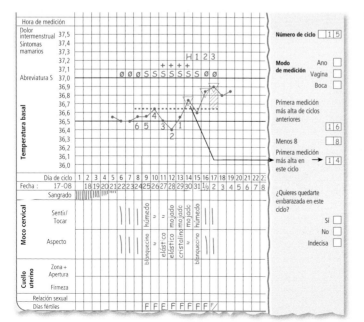

fig. 47. En este ciclo, la primera medición más alta se ha adelantado al día 14 del ciclo. Esto debe tenerse en cuenta al inicio del siguiente ciclo según la regla del menos 8 (14 - 8 = 6). Entonces se puede suponer que los seis primeros días del ciclo son infértiles, siempre que no se observe moco cervical previamente.

79

En cada ciclo, hay que prestar atención a si la primera medición más alta se produce antes que en los ciclos anteriores (fig. 47). En tal caso, deberá introducirse en la hoja del ciclo siguiente como «primera medición más alta de los ciclos anteriores» en la columna de la derecha y recalcularse la regla del menos 8 en consecuencia.

Para principiantes: La regla de los 5 días

Cuando se comienza a utilizar Sensiplan, primero hay que suponer que se está en el período fértil desde el principio del ciclo, ya que no se sabe si hubo un pico de temperatura en el ciclo anterior.

Mientras aún no haya 12 ciclos de temperatura a partir de los cuales se pueda determinar la primera medición más alta de los ciclos, no se puede aplicar la regla del menos 8. Se aplica la regla de los 5 días (fig. 48).

- Regla

Los primeros 5 días del ciclo pueden considerarse infértiles. Sin embargo, si el moco cervical se observa o se siente «húmedo» de antemano, el período fértil comienza inmediatamente según el principio del doble control.
En el caso de que la primera medición más alta ya se realice una vez el día 12 durante los primeros 12 ciclos o antes, ya no se aplicará «los 5 primeros días», sino a partir de ahora «la primera medición más alta menos 8».

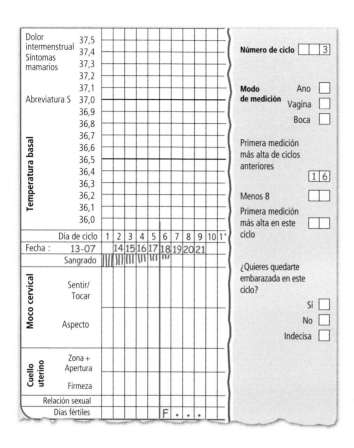

Día de ciclo	1	2	3	4	5	6	7	8	9	10	1'
Fecha : 13-07	14	15	16	17	18	19	20	21			

Número de ciclo [ ] 3

Modo de medición
Ano [ ]
Vagina [ ]
Boca [ ]

Primera medición más alta de ciclos anteriores [1|6]

Menos 8 [|]

Primera medición más alta en este ciclo [|]

¿Quieres quedarte embarazada en este ciclo?

Sí [ ]
No [ ]
Indecisa [ ]

fig. 48. La principiante (aquí tercer ciclo) determina el tiempo infértil al principio del ciclo según la regla de los 5 días y lo marca en la hoja de ciclo con una línea.

Para la principiante: Durante los primeros 12 ciclos, sólo se puede suponer que los primeros 5 días del ciclo son infértiles, siempre y cuando, en primer lugar, no se haya observado anteriormente un aumento de la temperatura en el día 12 o antes y, en segundo lugar, en el ciclo actual el síntoma del moco cervical no se produzca antes del final del quinto día del ciclo (fig. 49, 50). Una prolongación de la fase infértil al comienzo del ciclo sólo será posible cuando se hayan medido12 ciclos de temperatura y la regla del menos 8 dé como resultado más de 5 días infértiles para el comienzo del ciclo.

81

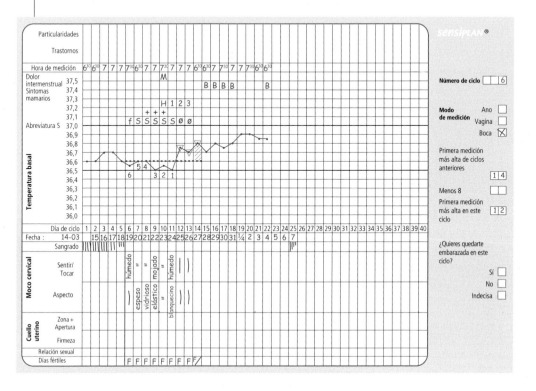

fig. 49. Hoja de ciclo de una principiante en su sexto ciclo. La fase infértil al principio del ciclo se determinó según la regla de los 5 días en doble control con el síntoma del moco cervical. La fase fértil comienza el sexto día del ciclo y finaliza la noche del día 14 del ciclo. En este caso, la primera medición más alta ya se realizó el día 12 del ciclo, de modo que a partir del siguiente ciclo la fase infértil al principio del ciclo ya no debe determinarse con la regla de los 5 días, sino a partir de ahora con la regla del menos 8 (12 - 8 = 4). En el siguiente ciclo, sólo se puede suponer que los cuatro primeros días son infértiles.

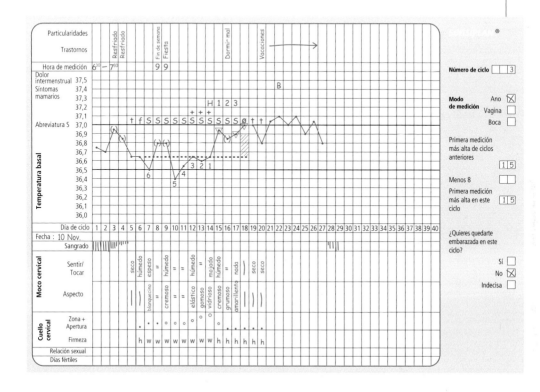

fig. 50. Tercera hoja de ciclo de Emma M., que acaba de empezar a utilizarlo. Evaluación completa: en el caso de Emma M., se aplica la regla de los 5 días. Según ésta, los cinco primeros días son infértiles, sobre todo porque no se observó ningún síntoma de moco cervical. Los resfriados, levantarse tarde y salir de fiesta el fin de semana interfieren claramente en la temperatura al despertar y quedan excluidos. Dado que el valor de la temperatura en día 16 del ciclo podría ser elevado debido al «dormir mal», Emma M., como principiante, tiene que excluir este valor. Si más adelante, cuando Emma M. haya adquirido más experiencia, resulta que «dormir mal» no afecta a su temperatura, ya no tendrá que excluirlo. El período infértil tras la ovulación comienza la tarde del día 18 del ciclo. Por tanto, las vacaciones ya no deben considerarse una posible alteración.

Regla especial en caso de disponer del calendario menstrual: La regla del menos 20

Poder asumir sólo cinco días de infertilidad al principio del ciclo supone para algunas mujeres, en el primer año de uso, un período fértil innecesariamente largo.

En el caso de las mujeres que anteriormente llevaban un calendario menstrual y cuyo ciclo más corto era de 26 días o más, es posible ampliar el período infértil al principio del ciclo.

Para ello, se fija una fecha límite según la regla del menos 20.

– Norma especial

El ciclo más corto (de 12 ciclos anteriores) menos 20 equivale al último día infértil al inicio del ciclo.

Sin embargo, si se observa la presencia de el moco cervical o se percibe un tacto húmedo antes de esta fecha, el período fértil comienza inmediatamente desde ese momento según el principio del doble control.

A partir del momento en que la regla menos 8 dé lugar a menos días infértiles que la regla del menos 20, se aplicará inmediatamente la regla del menos 8.

Por ejemplo: Tu calendario menstrual muestra que el ciclo más corto fue superior a 25 días, por ejemplo, 27 días. Entonces, según la regla del menos 20, se puede suponer que siete días son infértiles al principio del ciclo (27 - 20 = 7).

La fecha límite en este caso es el día 7.

En este ejemplo, en lugar de los cinco días infértiles habituales al principio del ciclo, puedes suponer siete días basándote en tu calendario menstrual, por supuesto en doble control con el síntoma del moco cervical.

La evaluación del cuello uterino

Para determinar el inicio y el final del período fértil, el examen del cuello uterino puede sustituir al síntoma del moco cervical. Sin embargo, para algunas mujeres, esto supone una prolongación de la fase fértil.

- Regla

- Mientras el cuello uterino no se modifique después de la menstruación, puedes suponer que está en el período de infertilidad a menos que la regla de los 5 días o la regla del menos 8 ya indiquen fertilidad (doble control).

- Apenas se produce un cambio en el cuello uterino en la primera fase del ciclo, comienza el período fértil.

- Un cuello uterino alto, blando y muy abierto es un signo del período altamente fértil.

- El período infértil después de la ovulación comienza en la tarde del tercer día con un cuello uterino cerrado y duro en doble control con la temperatura (fig. 51).

No es necesario realizar un triple control, es decir, la temperatura, el moco cervical y el cuello uterino, ya que no aumenta la seguridad. Cada mujer puede elegir la combinación con la que tenga más experiencia o que más le convenga.

Tanto la combinación de temperatura y moco cervical como la de temperatura y cuello uterino alcanzan la misma seguridad.

No obstante, la combinación de moco cervical y cuello uterino por sí sola no es suficiente para determinar de forma fiable el inicio y el final del período fértil.

Moco cervical	Sentir/Tocar																		
	Aspecto																		
Cuello uterino	Zona + Apertura				•	•	•	•	○	○	O	O	O	○	1	2	3		
	Firmeza								duro	blando	blando	blando	blando	blando	duro	duro	duro		
Relación sexual																			
Días fértiles																			

fig. 51. Evaluación de la observación durante la autoexploración del cuello uterino.

La seguridad de Sensiplan

Sensiplan es un método multisigno en el que dos síntomas independientes se complementan y se validan mutuamente. Al observar varios signos, el ciclo resulta más fácil de interpretar, la aplicación más práctica y la evaluación más fiable. Esto convierte Sensiplan en una alternativa realmente segura.

¿Cómo se determina la seguridad de un método de planificación familiar?

Para determinar la seguridad de un método de planificación familiar y compararlo con otros métodos, se necesita un estándar de referencia. A nivel internacional existen diferentes escalas. El más conocido y también el más utilizado es el índice de Pearl.

Índice de Pearl: El índice de pearl indica cuántos embarazos se producen si se utiliza un determinado método durante 100 de los llamados años-mujer (un año-mujer corresponde a 12 ciclos), es decir, 1200 ciclos.

La seguridad de un método de planificación familiar depende de dos factores: el método en sí y la fiabilidad del usuario. Por tanto, hay que distinguir entre la seguridad del método y la seguridad de su utilización.

Seguridad de uso: Para la información sobre la seguridad de uso, se tienen en cuenta todos los embarazos no deseados, incluidos los que se han producido debido a un uso incorrecto (por ejemplo, el olvido de tomar la píldora o, en el caso de los métodos naturales, las relaciones sexuales durante el período fértil).

SABER
Ningún método es 100 % seguro

De cada 100 mujeres que mantienen relaciones sexuales regulares sin protección, es decir, sin métodos anticonceptivos, unas 80 se quedarán embarazadas en el plazo de un año. El uso de distintos métodos anticonceptivos reduce la posibilidad de embarazo en distintos grados, siendo algunos casi improbables. Sin embargo, ningún método es seguro al cien por cien.

Seguridad del método: Para determinar la seguridad del método, sólo se tienen en cuenta los embarazos no deseados que se produjeron a pesar de un uso correcto (por ejemplo, a pesar de tomar la píldora todos los días o, en el caso de los métodos naturales, sin mantener relaciones sexuales durante el período fértil).

¿Cómo de seguro es Sensiplan si se utiliza correctamente?

Si una pareja cumple estrictamente las normas, la tasa de embarazo es extremadamente baja. Así lo demuestran los datos del estudio de seguridad sobre Sensiplan, que se está realizando desde 1984. Este estudio forma parte del proyecto de investigación PFN con más de 1900 usuarias y más de 44 000 ciclos en la actualidad, del que es responsable la Universidad de Heidelberg. En 8647 ciclos en los que no hubo relaciones sexuales en la fase fértil, sólo se detectaron tres embarazos no deseados debidos a un fallo de Sensiplan. Esto corresponde a una seguridad del método de 0,4 (índice de Pearl). Esto sitúa la seguridad de Sensiplan en el rango de la píldora cuando se utiliza correctamente.

Los tres embarazos resultaron de relaciones sexuales durante la fase infértil definida por el método al principio del ciclo. Ésta es también la razón por la que algunas parejas que desean una seguridad del método cercana a cero limitan sus relaciones sexuales al período infértil después de la ovulación.

¿Qué factores influyen en la seguridad?

La seguridad de Sensiplan depende en gran medida del comportamiento de la pareja. En el proyecto de investigación PFN, la seguridad de uso de Sensiplan fue del 98,2 por 100 en un año. Esto corresponde a un índice Pearl de 1,8 (900 mujeres, 17 638 ciclos).

Respetar las reglas: La mayoría de los embarazos no deseados se producen porque la pareja no sigue las reglas y mantiene relaciones sexuales a sabiendas durante el período fértil. Muchos simplemente «se arriesgan», sobre todo al principio del período fértil, sabiendo que la posibilidad de quedarse embarazada aún no es tan alta en esos primeros días.

La probabilidad aumenta cuanto más se acerca la ovulación. Tras la ovulación, la probabilidad de concepción vuelve a descender rápidamente y es prácticamente nula durante el clímax de temperatura (fig. 52).

87

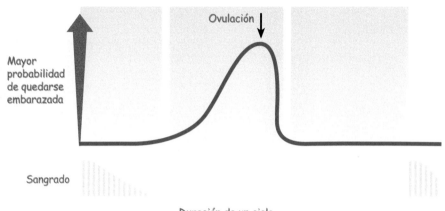

Mayor
probabilidad
de quedarse
embarazada

Ovulación

Sangrado

Duración de un ciclo

infértil   **fértil**   **infértil**

fig. 52. El cambio en la probabilidad de concepción en relación con el momento de la ovulación.

Sensiplan en sí mismo es muy seguro: El nivel de seguridad que este método alcanza realmente en condiciones cotidianas depende de ti y de tu pareja.

Motivación: La seguridad de Sensiplan también depende en gran medida de la motivación de la pareja para evitar el embarazo. Que los componentes de la pareja estén de acuerdo en esta cuestión y que puedan comunicarse abierta y honestamente sobre su sexualidad y la planificación familiar son otros aspectos decisivos para la seguridad.

Error de evaluación: Sin embargo, es especialmente importante que se determine correctamente el período fértil. En el estudio antes mencionado sobre la seguridad de uso, algunas personas pensaron erróneamente que eran infértiles porque interpretaron mal las reglas del método. Existe cierto peligro, por ejemplo, de que surjan malentendidos y ambigüedades al aprender el método, que luego influyen en la seguridad de la evaluación.

Por ello, siempre es mejor recibir una buena introducción a Sensiplan por parte de asesores formados (pág. 117).

Aplicaciones y seguridad: Actualmente, existen en el mercado muchas aplicaciones diseñadas para apoyar el uso de Sensiplan. Sin embargo, la seguridad de Sensiplan no puede trasladarse a la aplicación sin un estudio científico. Hasta el momento, no existe ningún estudio fiable para las aplicaciones.

El deseo de tener hijos

El momento de querer tener un hijo ha cambiado en los planes de vida de muchas parejas en comparación con generaciones anteriores. Muchos quieren encontrar su posición profesional antes de pensar en una familia. Cuando llega el momento, a menudo se sorprenden de que el embarazo no siempre «aparezca» de inmediato.

Sensiplan puede ayudarte a quedarte embarazada

Quienes conocen Sensiplan están bien equipados para cumplir su deseo de tener un hijo de forma natural. Observando los signos de fertilidad, las parejas que desean tener un hijo pueden reconocer la fase receptiva óptima del ciclo y ajustar sus relaciones sexuales en consecuencia.

Por lo general, la mujer sólo tarda unos pocos ciclos en quedarse embarazada. Si se tarda un poco más, los registros del ciclo proporcionan al médico responsable información importante sobre el ciclo y, a veces, las primeras pistas de diagnóstico.

Incluso a una edad más temprana, es completamente normal que se tarde un tiempo en concebir. Asimismo, con relaciones sexuales en el día más fértil del ciclo, sólo alrededor del 27 por 100 de las mujeres se quedan embarazadas espontáneamente durante el ciclo en curso.

¿En cuánto tiempo puedo quedarme embarazada?

En aproximadamente el 60 por 100 de las parejas que desean tener hijos, la mujer se queda embarazada en los seis primeros meses; el resto, tarda más. No significa necesariamente nada que tardes unos cuantos ciclos.

Algunas mujeres no se quedan embarazadas simplemente porque suelen mantener relaciones sexuales sólo cuando la concepción es improbable o imposible. Esto puede deberse a que piensan que los días fértiles están justo en la mitad del ciclo. Sin embargo, la ovulación y los días fértiles no son tan regulares como se suele pensar. Lo importante es conocer y observar los días especialmente fértiles del ciclo. Los estudios han demostrado que esto aumenta la probabilidad de embarazo.

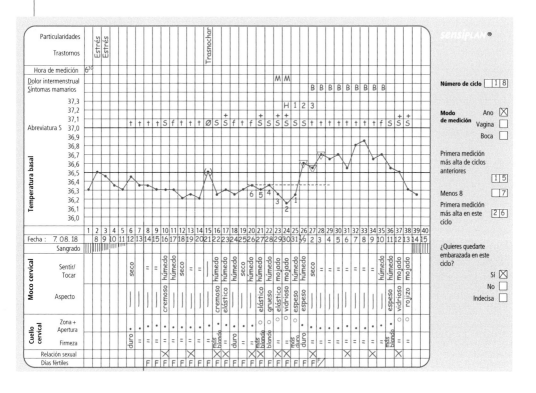

fig. 53a. Frieda N., 29 años, casada, desea tener un hijo desde hace cinco ciclos. Dado que Frieda N. tiene ciclos irregulares (duración del ciclo entre 28 y 39 días), la observación del moco cervical es especialmente importante para determinar el período altamente fértil. Ovula relativamente tarde en sus ciclos 18 y 19. Sin embargo, basándose en sus observaciones del cuerpo, puede determinar fácilmente los días fértiles.

Ciclos irregulares

Para mujeres con ciclos irregulares resulta especialmente interesante percibir y utilizar conscientemente la evolución individual del ciclo para aumentar la probabilidad de embarazo. Así por ejemplo, la ovulación puede producirse muy tarde en un ciclo largo (fig. 53 a, b). Con la ayuda de Sensiplan se puede seguir detectando la fase fértil. Si hay ciclos irregulares frecuentes, es importante consultar a un ginecólogo para aclarar la causa de ese trastorno hormonal y determinar si es necesario tratarlo.

90

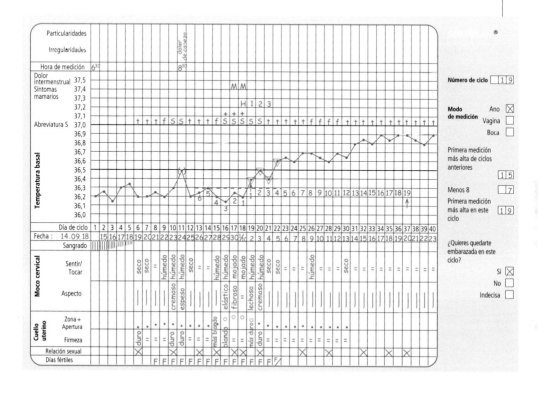

fig. 53 b. Frieda N. se queda embarazada en el decimonoveno ciclo. Llama la atención que la ovulación se produjera una semana antes en este ciclo que en el anterior.

Signos corporales y ventana fértil

Cuando se desea tener un hijo, no se trata de determinar con precisión el comienzo y el final del período fértil, sino de delimitar la fase especialmente fértil del ciclo. Para ello, se dispone de todos los signos corporales descritos en este libro: el moco cervical, los cambios del cuello uterino y los signos corporales subjetivos.

La temperatura corporal basal, que normalmente sólo aumenta después de la ovulación, también ayuda. Confirma que la ovulación se ha producido realmente. Si se produce el embarazo, permite determinar la fecha prevista del parto. Cómo se observan estos signos se describe detalladamente en el capítulo dedicado a las señales corporales.

91

El moco cervical: El moco cervical es de vital importancia para determinar la fase altamente fértil. Esto se debe a que permite a los espermatozoides sobrevivir durante varios días en el cuerpo de la mujer y esperar la ovulación. La probabilidad de concepción es mayor si el coito tiene lugar en los días con el moco cervical de mejor calidad y en los días inmediatamente posteriores hasta, e inclusive, el día de la primera medición de la temperatura más alta o hasta el segundo día después del pico del síntoma del moco cervical (pág. 41 y ss.).

El cuello del útero: También puedes saber qué días son especialmente fértiles, examinándote tú misma el cuello del útero. La posibilidad de quedarse embarazada es mayor si tiene relaciones sexuales, cuando el cuello del útero está alto, bien abierto y blando. (pág. 41 y ss.).

Signos adicionales: Si además puedes detectar un dolor intermenstrual, pérdidas intermenstruales u otros signos, estos son otros indicadores adicionales para ti de que se trata del período altamente fértil (pág. 41 y ss.).

Sexo, ¿con qué frecuencia?

También las parejas con deseo de tener hijos pueden mantener relaciones sexuales con la frecuencia que deseen. De hecho, para optimizar las posibilidades de embarazo, no es necesario que mantengan relaciones todos los días durante los días fértiles. Cada dos o tres días también es suficiente.

Cuando el deseo de tener hijos sigue sin cumplirse: Si tu deseo de tener un hijo sigue sin cumplirse durante más de un año, aunque mantengas relaciones sexuales durante la fase fértil observada, debes consultar a un médico. En la mayoría de los casos, se pueden determinar las causas y, a menudo, también poner remedio.

Verificar si se está embarazada

Si se ha producido la fecundación, el cuerpo lúteo del ovario no desaparece al cabo de 12 a 16 días como en un ciclo normal, sino que permanece durante meses y sigue produciendo progesterona, ahora en grandes cantidades. Esta hormona se encarga de que el revestimiento del útero no sea rechazado, sino que siga enriqueciéndose con nutrientes. Por eso no hay hemorragias y la temperatura al despertar se mantiene en un nivel elevado.

Esto permite determinar, a partir de los registros del ciclo, si se ha producido un embarazo. Si la temperatura elevada dura más de 18 días (contados a partir del día de la primera medición de temperatura más alta) y para entonces no se ha producido ninguna hemorragia, es muy probable que se haya producido un embarazo.

Calcular la fecha prevista de nacimiento

Si se dispone de una curva de temperatura, la fecha prevista del parto puede determinarse con mayor precisión de lo que es posible basándose en la última hemorragia menstrual. Entre la primera medición más alta y la fecha de nacimiento calculada hay 266 días.

- Regla

La fecha de nacimiento puede calcularse según la siguiente regla: resta siete días a la fecha de la primera medición más alta. A esta fecha réstale otros tres meses. A continuación, añada un año y obtendrás la fecha prevista de nacimiento.

Cálculo de la fecha de nacimiento: Fecha de la primera medición más alta - 7 días - 3 meses + 1 año = fecha de nacimiento calculada.

Por ejemplo: Laura P. marcó su primera medición más alta el 13. 7. 2018 (fig. 54).

Calcula la fecha de nacimiento según la regla indicada anteriormente:

```
    13. 7. 2018          6. 7. 2018          6. 4. 2018
     - 7 días             - 3 meses           + 1 año
  =  6. 7. 2018        =  6. 4. 2018       =  6. 4. 2019
```

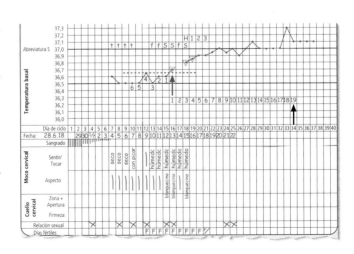

fig. 54. Laura P. se quedó embarazada durante este ciclo. Flecha negra: 18 días de temperatura alta superados; flecha azul: día de la primera medición más alta. A partir de entonces quedan 266 días hasta la fecha prevista de nacimiento el 06.04.2019.

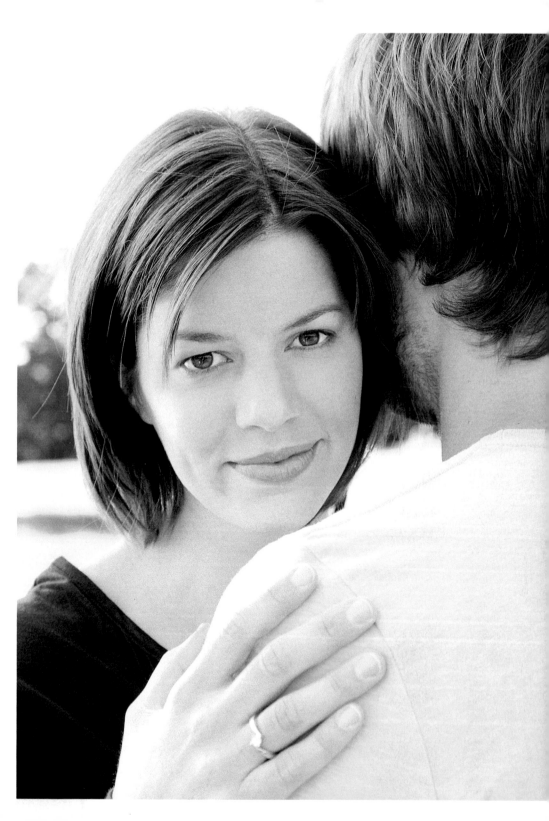

Fases especiales de la vida

A menudo, los métodos naturales de planificación familiar siguen suscitando escepticismo cuando se trata de su uso en fases especiales de la vida como la menopausia o tras dejar de tomar anticonceptivos hormonales. Las mujeres que saben más sobre estas fases y conocen las reglas pueden utilizar Sensiplan en estos momentos con la misma confianza que en la situación normal.

Sensiplan después del uso de anticonceptivos hormonales

Hoy en día existe una amplia gama de métodos anticonceptivos hormonales. Por lo general, se distinguen dos grupos. Un grupo contiene estrógenos y progestágenos, el otro grupo sólo contiene progestágenos. Además de la píldora clásica, el primer grupo incluye el anillo hormonal y el parche hormonal, mientras que el segundo grupo incluye la píldora de progestágenos, la espiral hormonal, el implante hormonal y la inyección hormonal.

Un tercio de las mujeres que solicitan asesoramiento sobre la PFN se encuentran en esta situación tras haber interrumpido uno de estos anticonceptivos. Es imposible predecir cuánto tardará el ciclo menstrual en ponerse en marcha y la mujer en volver a ser fértil.

Tras suspender los anticonceptivos que contienen estrógenos/progestágenos, por lo general, la hemorragia menstrual suele cesar en la primera semana y los ciclos vuelven inmediatamente a la normalidad en la mitad de los casos. Sin embargo, también pueden darse con frecuencia ciclos con fases ovulatorias largas y, por tanto, un aumento tardío de la temperatura, ciclos con fases del cuerpo lúteo acortadas (picos de temperatura más cortos) y ciclos sin ovulación (ciclos monofásicos). En casos concretos, puede transcurrir un tiempo especialmente largo hasta que se desarrolle el primer pico de temperatura y pueda determinarse el período infértil tras la ovulación.

También es posible que el moco cervical no se desarrolle como de costumbre. Debido a la maduración del óvulo, a menudo todavía alterada, y a las fluctuaciones hormonales asociadas a ella, es típico que al principio no se observe moco cervical o que se produzcan fases de moco cervical de larga duración. Las fases alternadas con y sin moco cervical también son normales en esta situación. Estas fluctuaciones dificultan a veces a las mujeres la interpretación de su patrón individual de moco cervical. También es posible que el moco cervical no cambie de forma tan característica en los primeros ciclos, incluso en torno al momento de la ovulación, como lo hace en ciclos posteriores.

A diferencia de los anticonceptivos que contienen estrógenos, puede transcurrir mucho más tiempo desde la interrupción de los anticonceptivos que solamente contienen progestágenos hasta el inicio de la primera hemorragia. Sin embargo, dado que no puede descartarse que la primera ovulación tenga lugar antes de la primera hemorragia, de forma similar al período de lactancia, debe suponerse la fertilidad a partir del octavo día después de dejar de tomar la píldora por motivos de seguridad.

SABER

Evolución del ciclo tras la suspensión de la píldora anticonceptiva

En un estudio a largo plazo del proyecto de investigación PFN, se compararon unos 3000 ciclos de 175 mujeres que habían iniciado sus registros cíclicos inmediatamente después de dejar la píldora con unos 6000 ciclos de 284 usuarias de Sensiplan que nunca habían tomado la píldora. El 1,8 por ciento de las mujeres no tuvieron la menstruación inmediatamente después de dejar la píldora. En otro 3,2 por ciento, aparecieron sangrados una o dos veces antes de que se produzca la falta del período menstrual. El período de la llamada amenorrea pospíldora más largo que se había observado duró 13 meses tras la interrupción de la píldora.

En general, cabe señalar que, salvo algunas excepciones, los ciclos habían vuelto en gran medida a la normalidad en el noveno ciclo tras la interrupción de la píldora.

No se pudo demostrar que existiera una relación entre la frecuencia y la gravedad de estos cambios, por un lado, y el tipo de preparación de la píldora, así como la duración de la toma, por otro.

Las reglas del método tras interrumpir el uso de métodos anticonceptivos hormonales

Tras la interrupción de los métodos anticonceptivos hormonales, se aplican las mismas reglas que para la usuaria principiante de Sensiplan (regla de los 5 días controlada por la regla del menos 8) con la excepción del primer ciclo. A continuación, se aplican las conocidas reglas sintotérmicas para todos los ciclos posteriores. No se puede recurrir a la experiencia adquirida antes de empezar a utilizar anticonceptivos hormonales.

- Regla

En el primer ciclo después de interrumpir los anticonceptivos hormonales, los primeros 5 días del ciclo, contados a partir del primer día de sangrado, generalmente se consideran infértiles. (fig. 55 a).

Si no se produce ninguna hemorragia en una semana, se asume la fertilidad el octavo día tras la interrupción del anticonceptivo hormonal. En este caso, el primer día del ciclo se designa como el día en que la mujer deja de utilizar anticonceptivos hormonales por primera vez (fig. 55 b). Después de eso, la fertilidad debe ser asumida en doble control hasta la valoración de la primera temperatura alta. Para la evaluación del primer pico de temperatura se necesita, después de la valoración habitual de la temperatura, una medición adicional más alta, que debe estar por encima de los seis valores bajos, pero no dos décimas de grado centígrado más alta (fig. 55 a). El período infértil comienza en la noche de este día en doble control con el síntoma del moco cervical.

---

fig. 55 a (arriba): Primer ciclo de Lena R. inmediatamente después de dejar la píldora. Los primeros cinco días del ciclo son infértiles. Para la evaluación de la primera temperatura alta se requiere, como regla especial, una medición adicional más alta. El período infértil después de la ovulación comienza en el doble control con el síntoma del moco en la noche del día 26 del ciclo.

fig. 55 b (abajo): Sophie S. dejó de tomar la píldora de progestágeno el 12 de junio de 2005 y no tuvo ninguna hemorragia durante la semana siguiente. Por lo tanto, su período fértil comienza el 20 de junio, el octavo día después de dejar de tomar la píldora, y a partir de ese día anota sus observaciones en la hoja de ciclo.

El primer día sin hormonas es el primer día del ciclo. El período infértil comienza, en doble control por la temperatura y el moco cervical, teniendo en cuenta la cuarta medición adicional más alta de la noche del día 24 del ciclo.

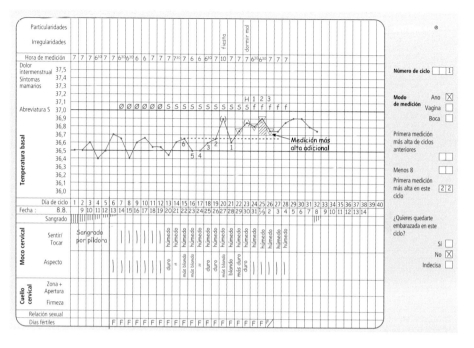

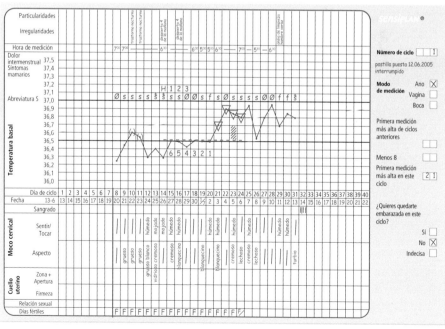

Sensiplan después del parto y en el período de lactancia

El momento en que se vuelve a ser fértil tras el nacimiento de un hijo varía mucho de una mujer a otra. En parte, depende de si la mujer amamanta a su hijo y de la frecuencia con que lo hace. Las mujeres que no amamantan o amamantan parcialmente suelen volver a tener ciclos normales con relativa rapidez. En el caso de las mujeres lactantes, puede llevar meses. Sin embargo, con la ayuda de Sensiplan, la primera ovulación puede detectarse de forma fiable.

No lactancia y lactancia parcial

Si no amamantas a tu hijo en absoluto, sólo lo haces durante poco tiempo o parcialmente, puedes contar con que recuperes tu fertilidad rápidamente. En los estudios realizados, hasta la mitad de las mujeres que no amamantaron o amamantaron parcialmente volvieron a tener la menstruación en las primeras seis semanas después del parto. Por lo tanto, debes suponer que vuelves a ser fértil a partir de la cuarta semana después del parto y empezar a observar tus signos corporales como muy tarde entonces.

Cuando se ha formado el primer pico alto, la evaluación se realiza según las reglas habituales de Sensiplan en doble control. Las mujeres que dispongan de registros de temperatura de la época anterior al embarazo pueden utilizarlos para la regla del menos 8. Las hemorragias que no vayan precedidas de un pico de temperatura deben considerarse fértiles como de costumbre.

Lactancia materna

La lactancia materna tiene muchas ventajas. Ningún sistema, por muy sofisticado que sea desde el punto de vista técnico, puede suministrar suficientes alimentos infantiles calientes, libres de gérmenes y alérgenos, ricos en nutrientes y adaptados a las necesidades del niño y eso de forma gratuita y en el momento oportuno. La lactancia materna favorece la recuperación posparto, protege al niño de diversas enfermedades en los primeros meses y retrasa el retorno de la fertilidad materna, que aún hoy influye en el número de hijos en muchas culturas.

Fertilidad durante la lactancia

El momento en que se recupera la fertilidad depende principalmente de si amamantas a tu hijo y con qué frecuencia. En este contexto intervienen complejos procesos hormonales, en los que la hormona productora de leche, la llamada prolactina, desempeña un papel decisivo.

La prolactina se produce ya durante el embarazo a un nivel elevado. Cuando estás en plena lactancia, al principio la concentración de prolactina sigue siendo muy elevada y sólo disminuye gradualmente a lo largo de semanas, a veces incluso meses. Con cuan-

to más frecuencia amamantes a tu hijo, más lentamente desciende el nivel de prolactina y más tiempo persiste la infertilidad natural después del parto (fig. 56).

Por lactancia materna completa se entiende que amamantas a tu hijo completamente a demanda, es decir, también por la noche. Darle ocasionalmente otros líquidos o a probar de vez en cuando alimentos sólidos, siempre y cuando no sustituyas con ello una comida de lactancia, no tiene ninguna repercusión. No obstante, siempre hay que contar con un retorno de la fertilidad si se reduce la lactancia materna, si otro alimento sustituye a una comida de lactancia materna, si el niño empieza a dormir toda la noche o si se desteta.

fig. 56. La diferente progresión de la curva de prolactina en los primeros meses tras el parto en función del tipo de lactancia.

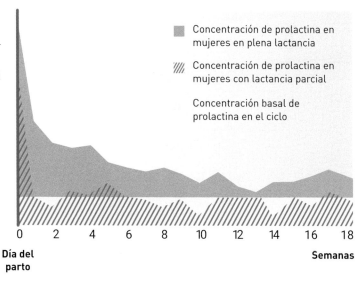

Concentración de prolactina en mujeres en plena lactancia

Concentración de prolactina en mujeres con lactancia parcial

Concentración basal de prolactina en el ciclo

0 2 4 6 8 10 12 14 16 18

Día del parto

Semanas

Signos corporales durante la lactancia materna y su evaluación

Temperatura

Si la lactancia es completa, es conveniente empezar a tomar la temperatura alrededor de las semanas diez o doce. Si no te decides a «medir continuamente» durante varios meses, al menos deberías coger el termómetro cada vez que observes moco cervical y comprobar si se produce un aumento de la temperatura durante esta fase.

Tras el parto, la temperatura corporal basal suele seguir un curso algo inestable u ondulatorio, pero se estabiliza antes del primer pico de temperatura. Algunas mujeres creen que la temperatura es tan inestable porque dan el pecho o se levantan más a menudo por la noche para atender al bebé. Sin embargo, la experiencia demuestra que da igual cuántas veces te levantes por la noche por tu bebé, cuando se produce la primera ovulación, la temperatura se estabiliza en la posición baja y se produce un aumento de la temperatura fácilmente reconocible y evaluable.

El moco cervical

Deberías empezar a observar el moco cervical y, si es necesario, examinar el cuello del útero en cuanto haya cesado el flujo de loquios. En la mayoría de las mujeres, esto ocurre alrededor de la semana seis o siete.

Alrededor del 40 por ciento de las mujeres experimentan un período de duración variable después de que el flujo haya cesado, durante el cual sienten mucha sequedad o no sienten nada y no pueden ver ningún moco cervical. Alrededor del 7 por ciento observan un patrón de moco cervical sin cambios durante semanas. Algunas pocas se sienten constantemente mojadas, pero la mayoría observan un moco cervical espeso y blanquecino todos los días durante mucho tiempo. Si este patrón de moco cervical se produce sin cambios durante al menos tres semanas, se considera un «patrón básico de infertilidad» (pág. 106).

Para otras usuarias, incluso experimentadas, la observación del moco cervical después del parto puede deparar sorpresas. Esto se debe a que a veces observan, desde el principio, fases del moco cervical que son cambiantes, de distinta duración y cualitativamente diferentes. Ésta es también una de las razones por las que algunas mujeres se sienten inseguras ocasionalmente sobre la observación del moco cervical.

Este patrón cambiante del moco cervical es especialmente típico de la fase tardía de la lactancia, es decir, de la transición de la lactancia materna completa a la parcial o al destete. A continuación, se producen fases de moco cervical cada vez más largas, que sólo se interrumpen brevemente por días sin moco cervical. La experiencia demuestra que el primer pico de temperatura y, por tanto, la primera ovulación tras el parto, se anuncia con cambios claros en el patrón del moco cervical

Sangrado

Todos los sangrados se registran en la hoja de ciclo. El sangrado en las primeras ocho semanas tras el parto suele asociarse en una mujer en plena lactancia al loquios. Si la hemorragia se produce después de la octava semana, se debe suponer la fertilidad a partir de ese momento. Cuanto más tiempo haya transcurrido desde el parto, mayor será la probabilidad de que se produzca la primera ovulación antes del primer sangrado y, por lo tanto, podría producirse un embarazo antes del primer sangrado. Por lo tanto, debes prestar cada vez más atención al síntoma del moco cervical a medida que tu hijo crezca.

Anotaciones en la hoja de ciclo

El primer ciclo después del parto dura desde el día del parto hasta el último día antes del período menstrual precedido por un pico de temperatura.

Existe una hoja de ciclo especial para este momento, denominada hoja de ciclo de lactancia. El día del parto se considera el primer día del ciclo y los días posteriores al nacimiento se numeran consecutivamente (fig. 58, pág. 108). (También puedes descargar la hoja del ciclo en www.nfp-online.de). Introduce el flujo de loquios con una «L» en la línea correspondiente de la hoja de ciclo y marca el sangrado con guiones o puntos. Anota como de costumbre todos los valores de temperatura, así como las alteraciones y las particularidades.

Introduce también las observaciones del moco cervical y, si procede, los cambios cervicales como de costumbre. Si tienes un «patrón básico de infertilidad», documéntalo día a día para asegurarte de que no se te escapan posibles cambios. Además, puedes anotar en la fila superior con qué frecuencia has dado el pecho por la noche y si lo has hecho.

Determinación del período fértil e infértil

Hasta que se produce la primera ovulación, la evaluación del moco cervical desempeña de por sí un papel central, a diferencia de lo que ocurre en el ciclo normal, ya que el moco cervical anuncia la reaparición de la fertilidad. Cuando se ha producido la primera ovulación, se vuelven a aplicar las reglas habituales de Sensiplan con el doble control del moco cervical y la temperatura.

Primeras 10 semanas

Si se realiza la lactancia materna completa, por lo general, se puede suponer que las diez primeras semanas tras el parto son infértiles (probabilidad de embarazo inferior al 1 por ciento). Hay una excepción: si se produce una hemorragia después de la octava semana, a partir de este momento debe suponerse que se es fértil y evaluarse según las reglas del moco cervical (*véase* pág. 105).

Desde la semana 11

Desde la semana once hasta el primer pico de temperatura después del parto, los días fértiles e infértiles se determinan sólo con la ayuda de la observación del moco cervical, si es necesario en un doble control con el cuello uterino, en contraste con las reglas sintotérmicas habituales (pág. 105). Esto es suficientemente seguro en esta situación especial si se observa el cuerpo cuidadosamente y se siguen las reglas de manera consecuente.

Evaluación del moco cervical

Las normas de evaluación del moco cervical en el período de lactancia difieren de las del ciclo normal.

- **Regla**

  Mientras se sienta sequedad o no se sienta nada y no se observe moco cervical, se considera que hay infertilidad.

Si es posible, sólo debes mantener relaciones sexuales por la noche cuando te hayas sentido seca o no hayas observado nada a lo largo de todo el día. Ten cuidado de no confundir el líquido seminal descargado con el moco cervical. A la inversa, recuerda que este líquido podría tapar un posible moco cervical

- **Regla**

  En cuanto se perciba humedad o se vea moco cervical, hay que dar por supuesta la fertilidad a partir de ese momento. La infertilidad comienza en la tarde del cuarto día después del pico del síntoma de moco cervical si ese día no sentiste sequedad ni nada y no observaste moco cervical.

fig. 57. Determinación de los días fértiles e infértiles según las reglas del moco cervical, siempre que no pueda detectarse una subida de la temperatura.

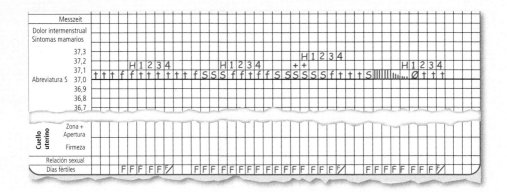

105

También en este caso, el pico del síntoma del moco cervical es el último día antes del cambio. A diferencia de las reglas habituales de los síntomas, en este caso hay que esperar cuatro días después del pico. Además, no basta con que la calidad del moco cervical sea inferior en estos cuatro días respecto al pico, sino que es necesario que no observes ningún moco cervical el cuarto día y que no sientas nada o estés seca. Sólo bajo esta condición se considera infértil la tarde del cuarto día (fig. 57).

Sin embargo, si vuelves a sentir, palpar o ver moco cervical el cuarto día, debes seguir asumiendo la fertilidad hasta que puedas determinar un nuevo pico y evaluar el moco cervical según las reglas anteriores (fig. 57).

Incluso durante el período de lactancia, el sangrado sin un pico de temperatura precedente se considera metódicamente fértil. Sólo se puede suponer infertilidad a partir de la tarde del cuarto día después del final de la hemorragia si ese día no percibes nada o estás seca y no observas moco cervical.

Patrón básico de infertilidad

Si, tras el cese del flujo loquial, no se observa nunca «sequedad» o ausencia de cualquier flujo, sino que se tiene una sensación de humedad constante o se observa permanentemente un moco cervical espeso, blanquecino o pegajoso y este patrón de moco cervical permanece invariable durante más de tres semanas, se puede suponer que existe un patrón básico de infertilidad y se está en un período de infertilidad.

Si estás amamantando a tu bebé, estas tres semanas necesarias de observación básica suelen estar comprendidas dentro de las diez primeras semanas tras el parto, durante las cuales puedes asumir la infertilidad de todos modos. Si a partir de la undécima semana aplicas las reglas del moco cervical, ya puedes recurrir a esta experiencia y, en caso necesario, seguir asumiendo directamente la infertilidad.

- Regla

  Cualquier cambio en el patrón del moco cervical hacia una mejor calidad se considera el inicio del período fértil.

También en este caso, el punto álgido es la víspera del cambio. Si el patrón básico ha vuelto como muy tarde el cuarto día, puedes suponer que vuelves a ser infértil a partir de la tarde de este mismo día.

- Regla
Si la calidad del moco cervical, que es el patrón básico, se deteriora, a partir de ese momento ya no rigen las reglas del patrón básico, sino la regla del moco cervical habitual en el período de lactancia (pág. 105).

Evaluación del cuello uterino

Para las mujeres en período de lactancia, el período fértil comienza en cuanto el cuello uterino cambia de firmeza, posición o abertura. Termina la tarde del día cuatro con el cuello uterino cerrado y duro. Esta regla sólo debe utilizarse hasta que se produzca un primer aumento de la temperatura. A partir de entonces, se pueden volver a utilizar las reglas habituales de Sensiplan en doble control con la temperatura.

Evaluación del primer pico de temperatura después del parto

Para la evaluación del primer pico de la temperatura después del nacimiento del bebé, necesitas una medición adicional más alta (fig. 58).

- Regla
La temperatura se evalúa primero según las reglas habituales. A continuación, se espera a otra medición más alta para el día siguiente, pero no tiene por qué ser dos décimas más alta. El comienzo del período infértil se determina entonces en doble control con el síntoma del moco cervical. El período infértil comienza la tarde de este día o la tarde del tercer día después del clímax del síntoma del moco cervical, dependiendo de cuál de los dos llegue más tarde (fig. 58).

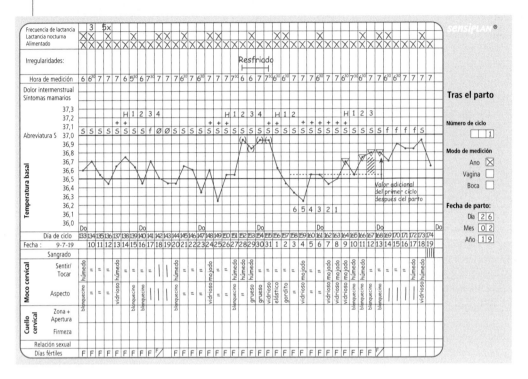

fig. 58. Mia T. lleva cuatro meses dando el pecho a su hija. Ahora, además, la alimenta ya regularmente con comida complementaria. Sigue determinando sus fases fértiles e infértiles utilizando las reglas del moco cervical. El día 164 después del parto, observa su primera medición más alta. Para la evaluación de la primera subida de temperatura (en doble control) tras el nacimiento de su hija, necesita una medición más alta.

Con el primer pico de temperatura, vuelven a aplicarse las conocidas reglas de Sensiplan, aunque sigas dando el pecho. Ocasionalmente, las mujeres observan picos de temperatura evaluables durante la lactancia, pero éstos no van seguidos de hemorragia. Por lo tanto, en el primer ciclo después del parto, deberías seguir tomándote la temperatura todos los días hasta que empiece la hemorragia, aunque el examen haya finalizado. Si la temperatura vuelve a descender al nivel bajo anterior sin que se inicie la hemorragia, deberás volver a asumir inmediatamente la fertilidad y volver a determinar el aumento de temperatura.

MELA: Amenorrea relacionado con la lactancia materna

El MELA o método de la amenorrea de la lactancia (LAM, Lactional Amenorrhea Method) es un método que se ha estudiado científicamente con gran detalle en todo el mundo en los últimos años para todas aquellas mujeres que desean amamantar a su hijo durante un período de tiempo más prolongado.

El MELA parte de la premisa que con una lactancia materna completa durante los seis primeros meses después del parto, existe una probabilidad muy alta (más del 98 por ciento) de que la ovulación ocurra sólo si se ha producido previamente un sangrado menstrual. Esto significa que se puede tener el máximo control de la concepción en estos primeros seis meses con un mínimo de pautas de observación (tipo de lactancia y patrones de sangrado).

- Las reglas del MELA

- Mientras estés dando el pecho, tu bebé tenga menos de seis meses y no observes ninguna hemorragia, serás infértil con total seguridad.
- Los sangrados en las primeras ocho semanas tras el parto no cuentan y se ignoran.
- Lactancia completa significa que estás dando el pecho de forma exclusiva, de modo que tu bebé prácticamente sólo recibe leche materna. Recibe al menos seis tomas al día. El intervalo más largo entre dos tomas de no debe superar las seis horas. Tu bebé no usa chupete ni biberón.
- En cuanto deje de darse alguna de estas condiciones, es decir, cuando amamantes menos, tu bebé tenga más de seis meses o se produzcan hemorragias, deberás asumir inmediatamente la fertilidad y determinar tus fases fértiles e infértiles con ayuda de las observaciones habituales de la PFN.

¿Es necesaria la planificación familiar durante el período de lactancia?

Se discute una y otra vez que el control de la concepción no es un tema primordial durante la lactancia, porque el contacto sexual no es tabú para las mujeres lactantes, pero muchas mujeres tienen poco o ningún interés en la actividad sexual debido a la estrecha relación física con el bebé y debido a las muchas tensiones y presiones que experimentan, especialmente en los primeros días.

Sin embargo, los estudios demuestran que aproximadamente la mitad de las mujeres lactantes reanudan el contacto sexual en las primeras ocho semanas tras el parto, algunas incluso directamente en la primera semana, y que también tienen suficiente libido.

Sensiplan en la menopausia

La «menopausia femenina» se caracteriza por el declive gradual de la función ovárica. Suele durar de 10 a 15 años y se sitúa aproximadamente entre los 40 y los 60 años. Al contrario de lo que suele decirse, la mayoría de los ciclos durante la menopausia pueden evaluarse sin problemas con el método sintotérmico.

Además, sobre todo las mujeres que se familiarizan con el lenguaje silencioso de su cuerpo a través de la observación de los signos corporales adquieren una percepción más íntima de los estados de sus funciones corporales y pueden así comprender y clasificar mucho mejor los cambios, a veces inexplicables e inquietantes, de su bienestar físico y psicológico.
El último sangrado menstrual se observa en las mujeres de Europa en torno a los 52 años. Por lo tanto, aparece aproximadamente en la mitad del climaterio. El momento de este último sangrado se denomina menopausia. Los años anteriores, desde el inicio de la disminución de la actividad ovárica, se denominan premenopausia, y los posteriores, posmenopausia.

La menopausia es muy variable. Así, por ejemplo, es perfectamente normal que una mujer deje de menstruar a los 44 años, pero que otra siga menstruando regularmente a los 57 años. En aproximadamente el 2 por ciento de las mujeres, la menopausia se produce incluso antes de los 40 años. Esto, sin embargo, es claramente demasiado pronto y se denomina «climaterio precoz».

Signos subjetivos

La disminución de la función ovárica al principio de la menopausia no suele ser percibida subjetivamente por las mujeres. Incluso más tarde, muchas no tienen molestias importantes. Otras, sin embargo, experimentan una serie de cambios físicos y psicológicos durante este período, que por ello también se denominan «síntomas de la menopausia».

Relativamente específicos de esta etapa son los sofocos y la sudoración, que pueden afectar hasta al 75 por ciento de las mujeres, al menos durante un breve período de tiempo.

Además, las mujeres suelen quejarse de una mayor inestabilidad vegetativa con nerviosismo general, insomnio, «palpitaciones» o «taquicardias», ansiedad y estados de ánimo depresivos. También son especialmente conscientes de la disminución natural del rendimiento físico.

La mayoría de estas molestias tienen diversas causas, que también se deben a cambios en el propio entorno vital. La capacidad de experimentar la sexualidad y la actividad también pueden verse mermadas en esta fase de la vida, pero no tiene por qué ser así. La libido, que para muchas mujeres sólo aumenta con los años, puede mantenerse mucho más allá de la menopausia y hasta la vejez.

Disminución de la fertilidad en la menopausia

A partir de los 40 años, tarde o temprano, las mujeres se enfrentan a la siguiente pregunta: ¿cómo puedo saber si mi función ovárica ya está empezando a declinar y si ha comenzado la menopausia? ¿Durante cuánto tiempo puedo quedarme embarazada?

Sabemos por estudios científicos que la tasa de embarazo y natalidad entre las mujeres de 40 años o más ya ha descendido a casi la mitad comparada con la de las mujeres de 35 a 40 años. Sin embargo, este conocimiento del descenso de la fertilidad

no sirve de nada si se está convencida de que se quiere evitar el embarazo de forma segura. Esto se debe a que, en principio, la posibilidad de embarazo es esperable hasta que se alcanza la menopausia.

No obstante, el final de la fertilidad no es reconocible para aquellas mujeres que toman hormonas en esta fase de la vida por diversos motivos. Por ejemplo, con la regulación hormonal del ciclo o con el tratamiento de los síntomas de la menopausia con hormonas, las hemorragias se producen con la misma regularidad que con la píldora, aunque las mujeres, en realidad, ya se encuentren en el período posmenopáusico.

Por el contrario, con la terapia de progestágenos sola (también con el DIU de progestágenos o los implantes hormonales), puedes estar libre de sangrados durante meses o a lo largo de todo el tratamiento, aunque sin estas hormonas hubieras tenido una menstruación completamente normal. Sólo la ausencia de menstruación con un DIU de cobre indica que se ha llegado a la posmenopausia.

Tienes razón al preguntarte en estas situaciones si todavía tienes que preocuparte de la planificación familiar o ya has dejado atrás la menopausia. Por desgracia, todavía no hay una respuesta segura a esta pregunta. Simplemente tienes que tener el valor de dejar de tomar hormonas y esperar a ver si sigues teniendo hemorragias regulares. Sólo cuando lleves un año sin sangrar podrás asumir que la última hemorragia fue la menopausia.

Para estar completamente segura en caso de duda o para descartar la «amenorrea pospíldora», que también se da en mujeres más jóvenes, a veces pueden ser útiles ciertos análisis hormonales. Como usuaria de Sensiplan, dispondrás de la mejor orientación sobre los cambios en la función ovárica, incluso durante la menopausia. Al observar los signos corporales, siempre sabrás si el ciclo actual es fértil o infértil.

Cambios objetivos en los signos corporales

El inicio de la menopausia se caracteriza por un acortamiento creciente de la fase de maduración del folículo con un adelanto de la ovulación. Esto conlleva un adelanto del aumento de la temperatura y un acortamiento de los ciclos en su conjunto.

Sólo relativamente tarde en la premenopausia se producen con mayor frecuencia ciclos largos e irregulares, que a menudo se asocian con picos de temperatura más cortos. Cada vez se observan más ciclos monofásicos, es decir, ciclos sin ovulación (véase pág. 34).

Ciclos monofásicos

Según los resultados del proyecto de investigación del PFN, las mujeres de 35 a 40 años tienen el porcentaje más bajo de ciclos monofásicos, con un 0,7 por ciento, mientras que este porcentaje asciende ya al 5,6 por ciento entre las mujeres de 40 a 45 años y sigue aumentando, especialmente en los dos o tres últimos años antes de la menopausia.

Observación del moco cervical

Durante este período también son típicos los cambios lentos en los patrones del moco cervical. Mientras que las fases con buena calidad de moco cervical disminuyen y se acortan, se producen fases más largas de sequedad. Sin embargo, éstas pueden verse interrumpidas una y otra vez por la nueva aparición de moco cervical.

Incluso si hay un moco cervical más bien espeso y viscoso o una sensación de humedad sólo un día durante una fase seca, esto debe considerarse siempre como el posible comienzo de un período fértil. Ocasionalmente, se observa ahora también que el pico y el aumento de temperatura ya no están tan próximos (fig. 59 a, b).

En casos con moco cervical reducido, la obtención de moco cervical directamente del cuello uterino puede ser muy útil. Los cambios del cuello uterino que pueden observarse en el proceso son también un factor de seguridad adicional para algunas mujeres.

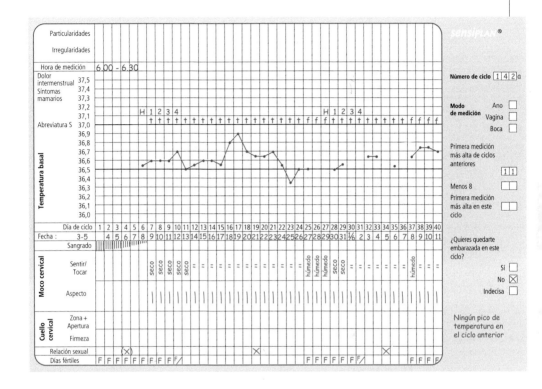

fig. 59 a, fig. 59 b, pág. 114. Sarah B., de 48 años, tiene ciclos largos e irregulares desde hace algún tiempo y experimenta que, por lo general, no puede evaluarlos sintomáticamente. Tampoco se había formado ningún período de pico en el último ciclo. Por lo tanto, ahora debe asumir la fertilidad en el nuevo ciclo desde el primer día de éste.

Como en este momento se evalúa según las reglas del moco cervical, el último día de sangrado se considera el pico de moco cervical. El cuarto día después del pico, se siente seca y puede asumir la infertilidad desde la noche. El día 25 del ciclo aparece de nuevo la humedad, que debe interpretarse inmediatamente como el inicio de la fase de fertilidad. Éste finaliza en la tarde del día 31 del ciclo. La temperatura se mantiene en el rango bajo. Del día 37 al 46 del ciclo, se produce de nuevo una fase de moco cervical con un pico en el día 43 del ciclo y el final de la fertilidad en el día 47. Tras una fase más larga de sequedad, el día 61 comienza de nuevo una fase con moco cervical, lo que provoca un aumento de la temperatura. Ahora se determina el final del período fértil, según las reglas sintotérmicas habituales, el día 68 del ciclo. El sangrado comienza al día siguiente. Se trata, por tanto, de una fase lútea muy acortada.

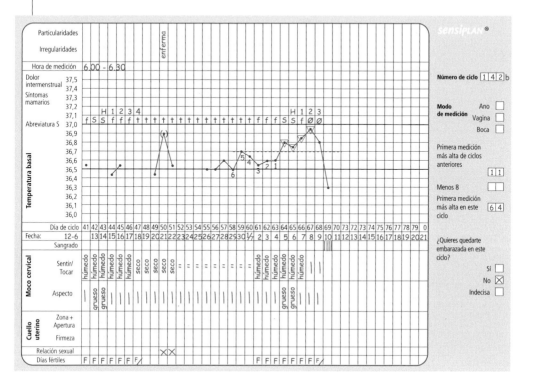

Patrones de sangrado alterados

En los últimos años antes de la menopausia, la intensidad y la duración del sangrado suelen cambiar. Por hemorragia menopáusica se entiende principalmente el aumento, la prolongación o la irregularidad del sangrado menstrual. Por lo tanto, el término «hemorragia menopáusica» se refiere al aumento, la prolongación o la irregularidad del sangrado menstrual. Además de los cambios en la hemorragia menopáusica, también pueden producirse sangrados intermenstruales con mayor frecuencia, lo que debe ser aclarado por un médico.

114

Reglas del método en la menopausia

ncluso durante la menopausia, los ciclos se evalúan según las reglas de Sensiplan. Sólo cuando hay prolongaciones persistentes de los ciclos con ausencia o escasos aumentos de la temperatura, la mujer puede determinar sus días fértiles e infértiles observando únicamente el moco cervical (fig. 59 a, b).

Evaluación sólo observando el moco cervical

Para el control exclusivo del moco cervical, las reglas son las mismas que para la lactancia materna (*véanse* págs. 115 y ss.).

- Regla
  Mientras se sienta sequedad o no se sienta nada y no se observe moco cervical, se considera que hay infertilidad.

Si es posible, sólo deberías mantener relaciones sexuales por la noche cuando hayas percibido sequedad o no hayas observado nada a lo largo del día. Si mantienes relaciones sexuales, ten cuidado de no confundir el líquido seminal que sale con el moco cervical. Por el contrario, recuerda que este líquido podría tapar un posible moco cervical. En consecuencia, es necesario que compruebes varias veces al día la posible presencia de moco cervical. Sólo puedes tener relaciones sexuales en la tarde de este día, si tienes la certeza que has observado sequedad o nada.

- Regla
  En cuanto se perciba humedad o se vea moco cervical, hay que dar por supuesta la fertilidad a partir de ese mismo momento. La infertilidad comienza en la tarde del cuarto día después del pico del síntoma de moco cervical, si ese día no sentiste sequedad o nada ni observaste moco cervical.

Una vez más, el pico del síntoma del moco cervical es el último día antes del cambio. A diferencia de las reglas sintotérmicas habituales, hay que esperar cuatro días después del clímax. Además, no basta con que la calidad del moco cervical sea inferior en estos cuatro días respecto al pico, sino que es necesario que no observes ningún moco cervical el cuarto día y que no sientas nada o estés seca. Sólo bajo estas condiciones se considera la tarde del cuarto día infértil (fig. 57, pág. 105). Sin embargo, si vuelves a observar moco cervical en el cuarto día, debes volver a determinar un nuevo pico y seguir asumiendo la fertilidad.

Incluso en la menopausia, los sangrados sin una subida de temperatura precedente se cuentan metódicamente como períodos fértiles. La infertilidad sólo puede asumirse de nuevo a partir de la tarde del cuarto día después del final del sangrado si en este día se percibe sequedad o no se nota nada y no se observa moco cervical.

Evaluación del cuello uterino

Para las mujeres menopáusicas, el período fértil comienza en cuanto cambia el cuello uterino y termina en la tarde del cuarto día con el cuello uterino cerrado y duro. Esta regla sólo debe utilizarse en doble control con el síntoma del moco cervical hasta que aparezca un pico de temperatura y se puedan utilizar las reglas habituales del método sintotérmico.

Anotación en la hoja de ciclo

Todos los signos y alteraciones corporales observados, especialmente los síntomas característicos de la menopausia, como sofocos, sudoración, alteraciones del sueño, etc., deben ser anotados en la hoja de ciclo. Esto te dará una visión interesante de cómo encajan en tu ciclo actual.

Más información

¿Cómo se aprende Sensiplan?

Si quieres utilizar Sensiplan de forma segura y constante, primero debes aprender a observarte, a controlar tu ciclo y a determinar el período fértil. Esta fase de aprendizaje suele durar de uno a tres ciclos. Por supuesto, puedes aprender el lenguaje corporal y las reglas de Sensiplan leyendo y trabajando con *Natural y Seguro/ Libro de prácticas y cuaderno de ejercicios*. Sin embargo, la experiencia demuestra que en cuanto empiezas con la autoobservación y la gestión del ciclo, surgen una y otra vez preguntas que pueden responderse mejor con asesoramiento y apoyo personal, como el que ofrece el asesoramiento Sensiplan o un curso de iniciación.

Los cursos de iniciación de Sensiplan se ofrecen en colegios comunitarios, otras instituciones educativas, consultas médicas, centros de asesoramiento o de forma privada, y están a cargo de asesores de Sensiplan formados en el grupo de trabajo PFN. A continuación, encontrarás las direcciones de los asesores de Sensiplan que viven en las diferentes zonas en Alemania y que pueden presentarte a Sensiplan, así como información general y las fechas de las presentaciones de Sensiplan.

Grupo de Trabajo Malteser PFN
Erna-Scheffler-Straße 2
51103 Colonia

Teléfono:
02 21/98 22-49 27
Fax: -49 34
Correo electrónico: nfp@malteser.org

También puedes encontrar toda la información en las páginas del grupo de trabajo PFN de Alemania (páginas en alemán e inglés).
www.nfp-online.de
www.sensiplan.de
También puedes ponerte en contacto con nosotros:
- Si aún quedan preguntas...
- Si deseas mantener una conversación con una pareja que ya esté utilizando Sensiplan...
- Si te gustaría aprender a usar Sensiplan sola o junto a tu pareja...
- Si ya has utilizado algún método de planificación familiar natural y has tenido problemas con ello o tienes dudas personales...

... escríbenos o envíanos un correo electrónico a: nfp@malteser.org.

Para más información sobre las opciones de asesoramiento en nuestros países vecinos, consulta la página web del grupo de trabajo PFN www.sensiplan en el apartado. Socios internacionales.

Encontrarás ciclos de ejercicios en el cuaderno de ejercicios *Natural y seguro*. Este cuaderno de ejercicios también sirve como material para la formación introductoria de Sensiplan.

Puedes descargarte hojas de ciclo en alemán y también en otros idiomas de los siguientes sitios web:

www.nfp-online.de y www.senisplan.de

Puedes encontrar información sobre aplicaciones para el ciclo y sobre nuevos sistemas de medición en: www.sektion-natuerliche-fertilitaet.de

Sugerencias literarias

Cuaderno de ejercicios para el cuaderno de prácticas:

Grupo de trabajo PFN: Natural y seguro: Planificación familiar natural; cuaderno de ejercicios. Stuttgart, TRIAS, 2008, 8.ª ed.

Folletos de información inicial:

«Uno más uno es igual a tres»: folleto sobre el deseo de tener hijos. Se obtiene a través del grupo de trabajo Malteser PFN

Raith-Paula, E., Frank-Herrmann, P.; *La planificación familiar natural hoy*. Berlin Heidelberg, Springer, 2020, 6ª ed.

Las publicaciones médicas relacionadas con PFN/Sensiplan pueden consultarse en www.nfp-online.de, en el menú „About us«/«Science«.

Puedes encontrar estudios sobre Sensiplan en la siguiente página:

www.sektion-natuerliche-fertilitaet.de

Glosario

Alteración o perturbación	Es un valor de temperatura elevado que supera el rango habitual de variación del nivel bajo y que puede explicarse por un suceso que se considera un posible factor de perturbación.
Células espermáticas	*Véase* Espermatozoides.
Cérvix	*Véase* Cuello del útero.
Ciclo	Comienza con el primer día de sangrado y termina el último día antes de la siguiente hemorragia.
Concepción	Fecundación del óvulo.
Control de la concepción o planificación familiar	Buscar o evitar el embarazo.
Criptas	Depresiones en el canal cervical que están revestidas de mucosa y producen moco cervical.
Cuello del útero, cuello uterino o cérvix	Parte inferior del útero; la parte del útero que puede palparse desde la vagina.
Cuerpo lúteo	Se forma en el ovario tras la ovulación, produce la hormona del cuerpo lúteo (progesterona).
Diencéfalo o hipotálamo	Centro del cerebro que controla todos los procesos reproductivos de hombres y mujeres.
Espermatozoides o células espermáticas	Se forman en el tejido germinal de los testículos; sólo son viables durante poco tiempo sin moco cervical, pueden sobrevivir en el moco cervical del cuerpo de la mujer de tres a cinco días con capacidad de fecundación.
Estrógenos	Hormonas sexuales femeninas que se producen en el ovario; se encargan de licuar el moco cervical antes de la ovulación.
Fecundación o concepción	El óvulo y el espermatozoide se fusionan y se crea un nuevo ser humano.

Fertilidad	Se distingue entre fertilidad masculina, femenina y conjunta; la fertilidad masculina se define por la capacidad fecundante del espermatozoide, la femenina por la del óvulo; mientras que la mujer es fértil desde la menarquia hasta la menopausia, el hombre lo es desde la pubertad y durante toda su vida; la fertilidad conjunta comprende el período de supervivencia de los espermatozoides en el moco cervical más la capacidad del óvulo para fecundar.
Folículo	Durante la ovulación, el folículo estalla y libera el óvulo.
Glándula pituitaria o hipófisis	Controla todos los procesos tanto en el ovario como en los testículos a través de las hormonas de control FSH y LH.
Hormonas	Mensajeros químicos producidos en diversas glándulas del cuerpo humano, que circulan por la sangre y controlan el metabolismo, la reproducción, la maduración y el crecimiento.
Hormona LH	Hormona de control de la hipófisis que desencadena la ovulación.
Hormonas progestágenas	Homólogas de los estrógenos; incluyen la progesterona, que se produce en el ovario.
Líquido seminal o esperma	Contiene de 200 a 700 millones de espermatozoides; está enriquecido por las secreciones de la vesícula seminal, la próstata (glándula prostática) y otras glándulas.
Menarquia	Primer período menstrual en la vida de una mujer; generalmente comienza entre los 10 y los 12 años en Europa Occidental.
Menopausia	El último período menstrual en la vida de una mujer.
Menstruación	*Véase* Sangrado mensual, hemorragia o sangrado.
Moco cervical	Se forma en las glándulas (criptas) del cuello uterino; contiene proteínas, minerales y azúcares y es un medio de alimentación y transporte para los espermatozoides.

Ovario	Es una estructura par, se encuentra protegido en la pelvis de la mujer; libera un óvulo regularmente en el transcurso de un ciclo desde la menarquia hasta la menopausia y produce las hormonas sexuales femeninas estrógeno y progesterona.
Ovulación	Liberación del óvulo del ovario. Los ovocitos ya están presentes en los ovarios cuando nace una niña (alrededor de 1 millón); tras la ovulación, el óvulo es viable y capaz de fecundarse durante un máximo de 12 a 18 horas.
Período	*Véase* Hemorragia, sangrado.
Progesterona	Hormona luteínica producida en el cuerpo lúteo tras la ovulación; importante para mantener el embarazo y responsable del aumento de la temperatura corporal basal.
Sangrado mensual	*Véase* Hemorragia, menstruación.
Sangrado o menstruación, período, regla	En el transcurso del ciclo (femenino) se forma regularmente en el útero una capa de mucosa en la que puede implantarse el óvulo fecundado; si no se produce el embarazo, esta capa se desprende con el sangrado.
Temperatura corporal basal	La temperatura corporal de la mujer medida por la mañana después de despertarse, antes de levantarse o de cualquier actividad.
Testículos	Gónadas pares del varón, situadas fuera del cuerpo, en el escroto; producen espermatozoides y las hormonas sexuales masculinas, las testosteronas.
Trompa de Falopio	Conecta el ovario con el útero; tiene protuberancias en forma de embudo en su extremo que se sitúan sobre el ovario y atrapan el óvulo durante la ovulación.
Útero	Situado en la pelvis de la mujer; el óvulo fecundado se implanta en el revestimiento del útero, que se convierte en el «hogar» del niño en crecimiento.
Vagina	Conducto muscular que conecta el útero con la región púbica externa.

sensiPLAN ®

Número de ciclo	☐☐
Modo de medición	Ano ☐
	Vagina ☐
	Boca ☐
Primera medición más alta de ciclos anteriores	☐☐
Menos 8	☐
Primera medición más alta en este ciclo	☐☐
¿Quieres quedarte embarazada en este ciclo?	Sí ☐
	No ☐
	Indecisa ☐

Particularidades

Trastornos

Hora de medición

Temperatura basal

Dolor intermenstrual	37,5	
Síntomas	37,4	
mamarios	37,3	
	37,2	
	37,1	
Abreviatura S	37,0	
	36,9	
	36,8	
	36,7	
	36,6	
	36,5	
	36,4	
	36,3	
	36,2	
	36,1	
	36,0	

Día de ciclo: 1 2 3 4 5 6 7 8 9 10 11 12 13 14 15 16 17 18 19 20 21 22 23 24 25 26 27 28 29 30 31 32 33 34 35 36 37 38 39 40

Fecha :

Sangrado

Moco cervical

Sentir/ Tocar

Aspecto

Cuello uterino

Zona + Apertura

Firmeza

Relación sexual

Días fértiles

37,00 37,00
36,99
36,98
36,97
36,96
36,95 36,95
36,94
36,93
36,92
36,91
36,90 36,90
36,89
36,88
36,87
36,86
36,85 36,85
36,84
36,83
36,82
36,81
36,80 36,80
36,79
36,78
36,77
36,76
36,75 36,75
36,74
36,73
36,72
36,71
36,70 36,70
36,69
36,68
36,67
36,66
36,65 36,65
36,64
36,63
36,62
36,61
36,60 36,60
36,59
36,58
36,57
36,56
36,55 36,55
36,54
36,53
36,52
36,51
36,50 36,50
36,49
36,48
36,47
36,46
36,45 36,45
36,44
36,43
36,42
36,41
36,40 36,40
36,39
36,38
36,37
36,36
36,35 36,35
36,34
36,33
36,32
36,31
36,30 36,30
36,29
36,28
36,27
36,26
36,25 36,25
36,24
36,23
36,22
36,21
36,20 36,20
36,19
36,18
36,17
36,16
36,15 36,15
36,14
36,13
36,12
36,11
36,10 36,10
36,09
36,08
36,07
36,06
36,05 36,05
36,04
36,03
36,02
36,01
36,00 36,00

Sensiplan®: Resumen de las reglas del método

Observación del moco cervical y su evaluación

Anotación en la hoja de ciclo

La observación del moco cervical sigue el principio de sentir, palpar, ver. El moco cervical se observará durante el día. Las observaciones del moco cervical de cada día serán resumidas y marcadas con la correspondiente abreviatura ø, t, f, S o S+. Las observaciones, con sus abreviaturas correspondientes se anotarán por la noche a la hoja de ciclo.

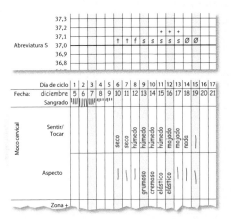

Sentir/tocar		Aspecto	Abreviatura
Sensación de sequedad, aspereza, picor, desagrado	y	No se ve nada, no hay moco cervical en la entrada de la vagina.	t
No se siente nada, no húmedo, ninguna sensación en la entrada de la vagina	y	No se ve nada, no hay moco cervical en la entrada de la vagina.	ø
Húmedo	pero	No se ve nada, no hay moco cervical en la entrada de la vagina.	f
Húmedo o no se siente nada	y	Espeso, blanquecino, turbio, cremoso, grumoso, amarillento, pegajoso, lechoso, no se puede estirar o chicloso.	S
Húmedo o no se siente nada	y	Vidrioso, claro como el cristal, con aspecto vidrioso a través, como la clara de huevo cruda (vidrioso entremezclado con hilos blancos), estirable o hilable, fibroso, líquido, tan líquido que «se escurre como el agua», rojizo, marrón rojizo, amarillo rojizo.	S+
Húmedo, resbaladizo, deslizante, aceitoso, liso	y/o	Vidrioso, claro como el cristal, con aspecto vidrioso a través, como la clara de huevo cruda (vidrioso entremezclado con hilos blancos), estirable o hilable, fibroso, líquido, tan poco líquido que «se escurre como el agua», rojizo, marrón rojizo, amarillo rojizo.	S+

Clímax del síntoma del moco cervical

El clímax o pico máximo del síntoma del moco cervical es el último día con la mejor calidad de moco cervical individual.

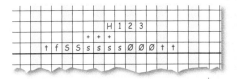

Por ejemplo:

$$\overset{H}{\overset{+\,+\,+}{t\,f\,S\,S\,S\,S\,S\,S\,t\,t}}$$

o

$$\overset{H}{t\,f\,f\,f\,f\,S\,S\,S\,f\,t\,t}$$

Evaluación

La observación del moco cervical se evalúa midiendo el pico máximo de moco cervical con una H encima de la abreviatura y numerando los tres días siguientes (H 1 2 3).

Aspecto del moco cervical

Algunos ejemplos:

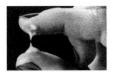

▲ Blanquecino, cremoso.

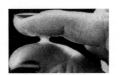

▲ Blanquecino, turbio.

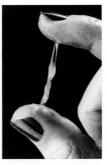

▲ Vidrioso, con vetas blanquecinas intercaladas, como clara de huevo cruda.

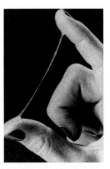

▲ Vidrioso, se puede estirar e hilar.

Autoexploración y evaluación del cuello uterino

Mediante la autoexploración del cuello uterino se evalúa su firmeza y posición y su grado de apertura.

Observación:
Una vez al día:
Resistencia: dura (d) o blanda (b)
Ubicación: Diferenciación de la posición (superior o inferior)
Apertura: Símbolos

Símbolos:
Cerrado   ●
Parcialmente abierto   ○
Completamente abierto   ○

Anotación y evaluación

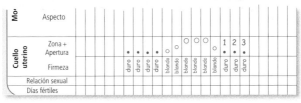

		Aspecto																			
Cuello uterino		Zona + Apertura								○	○ ○ ○		○	1 2 3							
					•	•	•	•	○					• • •							
		Firmeza				duro	duro	duro	duro	blanda	blanda blanda blanda	blanda	blanda	duro duro duro							
		Relación sexual																			
		Días fértiles																			

Mientras el cuello uterino no se modifique después de la menstruación, se puede suponer infertilidad, a menos que la regla de los 5 días o la regla de menos 8 ya indiquen fertilidad. En cuanto se produce algún cambio en el cuello uterino al principio del ciclo, comienza el período fértil. El período infértil después de la ovulación comienza la noche del tercer día con el cuello del útero cerrado y duro, en doble control con la temperatura.

Medición y evaluación de la temperatura

Registro y evaluación

La temperatura debe tomarse por la mañana después de despertarse, antes de levantarse, y siempre de la misma forma durante un ciclo: en el ano (rectal) o en la vagina (vaginal) o en la boca (oral). La medición debería durar 3 minutos.

Los valores de temperatura leídos hasta media décima se introducen en la hoja de ciclo con un punto y se conectan entre sí. La temperatura se evalúa día a día según las normas válidas del PFN.

Regla: Aumento de la temperatura

Se ha producido un aumento de temperatura si se obtienen tres lecturas consecutivas más altas que las seis lecturas anteriores, siendo la tercera lectura más alta al menos dos décimas de grado centígrado (= 2 casillas en la hoja de ciclo) por encima de la más alta de las seis lecturas de baja temperatura anteriores.

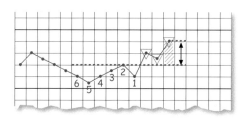

Excepción 1 de la regla de la temperatura

Si el tercer valor de temperatura no es superior a dos décimas de grado centígrado, hay que esperar un cuarto valor de temperatura. Éste también debe ser superior a los 6 valores bajos anteriores, es decir, por encima de la línea auxiliar, pero no necesariamente dos décimas de grado centígrado más alta.

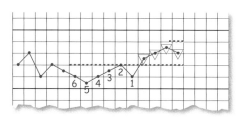

Excepción 2 de regla de la temperatura

Entre las tres mediciones superiores requeridas, una puede quedar por debajo o sobre la línea auxiliar. Este valor no debe

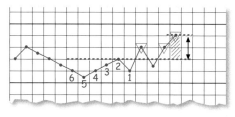

tenerse en cuenta y, por lo tanto, no se rodea. Sin embargo, el tercer valor más elevado debe ser al menos dos décimas de grado centígrado superior.

Las normas de excepción 1 y 2 no pueden combinarse entre sí.

Determinar el período infértil al principio del ciclo

El inicio de la fertilidad se determina con la ayuda del moco cervical en doble control con la regla del menos 8 o con la regla de los 5 días.

Importante: Sólo se puede suponer un período infértil al principio del ciclo si ha habido un pico de temperatura evaluable con las mediciones más altas requeridas en el ciclo anterior.

En el primer ciclo que sirve de aprendizaje, se debe suponer que se es fértil desde el principio de éste. En los ciclos siguientes, se aplican las reglas correspondientes para los usuarios principiante del PFN que son:

La regla de los 5 días
Se puede suponer que los primeros 5 días son infértiles.

La regla del menos 8
En cuanto se dispone de 12 curvas de temperatura evaluables, se aplica la regla del menos 8. El último día infértil al principio del ciclo es el día de la primera medición más alta entre las mediciones alta de al menos 12 ciclos de temperatura «menos 8».
La regla de los 5 días y la regla del menos 8 se aplican siempre en doble control con el síntoma de del moco cervical, según lo que ocurra primero de los dos.

Importante: Si la primera medición más alta ya cae en el duodécimo día del ciclo o incluso antes durante los doce primeros ciclos, a partir de ese momento ya no se podrá suponer que los cinco primeros días son infértiles. En este caso, a partir de entonces se aplica la regla del menos 8.

Determinar el período infértil tras la ovulación

Regla: Período infértil tras la ovulación

El período infértil después de la ovulación comienza en la tarde del tercer día después del pico del síntoma del moco o en la tarde del día con la tercera medición más alta, dependiendo de lo que ocurra más tarde.

Índice